T0209121

essentials

essentials liefern aktuelles Wissen in konzentrierter Form. Die Essenz dessen, worauf es als „State-of-the-Art" in der gegenwärtigen Fachdiskussion oder in der Praxis ankommt. *essentials* informieren schnell, unkompliziert und verständlich

- als Einführung in ein aktuelles Thema aus Ihrem Fachgebiet
- als Einstieg in ein für Sie noch unbekanntes Themenfeld
- als Einblick, um zum Thema mitreden zu können

Die Bücher in elektronischer und gedruckter Form bringen das Fachwissen von Springerautorinnen kompakt zur Darstellung. Sie sind besonders für die Nutzung als eBook auf Tablet-PCs, eBook-Readern und Smartphones geeignet. *essentials* sind Wissensbausteine aus den Wirtschafts-, Sozial- und Geisteswissenschaften, aus Technik und Naturwissenschaften sowie aus Medizin, Psychologie und Gesundheitsberufen. Von renommierten Autorinnen aller Springer- Verlagsmarken.

Christian K Spies

Der ulnokarpale Schmerz

Häufige Differentialdiagnosen und deren Therapie

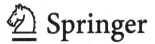 Springer

Christian K Spies
Handchirurgie
Spital Langenthal / Spital Region
Oberaargau SRO AG
Langenthal, Schweiz

ISSN 2197-6708   ISSN 2197-6716   (electronic)
essentials
ISBN 978-3-662-67486-4   ISBN 978-3-662-67487-1   (eBook)
https://doi.org/10.1007/978-3-662-67487-1

Die Deutsche Nationalbibliothek verzeichnet diese Publikation in der Deutschen Nationalbiblio-grafie; detaillierte bibliografische Daten sind im Internet über http://dnb.d-nb.de abrufbar.

Planung/Lektorat: Antje Lenzen
Springer ist ein Imprint der eingetragenen Gesellschaft Springer-Verlag GmbH, DE und ist ein Teil von Springer Nature.
Die Anschrift der Gesellschaft ist: Heidelberger Platz 3, 14197 Berlin, Germany

Was Sie in diesem *essential* finden können

- die Anatomie und Biomechanik des ulnokarpalen Kompartiments
- die Ätiologie des ulnokarpalen Schmerzes mit den häufigsten Differentialdiagnosen
- die strukturierte Diagnostik bezüglich des ulnokarpalen Schmerzes
- eine Übersicht über Indikationen und Optionen der konservativen Therapie
- einen Überblick über Indikationen und Optionen der operativen Verfahren

Danksagung

Ich möchte mich herzlich bei Herrn Professor Dr. med. Martin F. Langer für die Bereitstellung der herausragenden Abbildungen bedanken.

Einleitung

Schmerzen im Bereich des ulnokarpalen Kompartiments stellen eine Herausforderung für den Behandler dar. Noch vor nicht allzu langer Zeit war dieses Kompartiment eine sogenannte „black box". Das Wissen und Verständnis des anatomischen Aufbaus einerseits und der Biomechanik andererseits entwickelten sich erst umfassend in den letzten Jahren. Zahlreiche komplexe Strukturen treffen in dieser kleinen Region aufeinander und ermöglichen der menschlichen Hand eine außergewöhnliche Funktionalität. Die richtige Therapie fusst zum einen auf der Kenntnis der Anatomie bzw. der Biomechanik und zum anderen auf einem strukturierten Untersuchungsalgorithmus.

Inhaltsverzeichnis

1 Epidemiologie 1

2 Anatomie und Biomechanik 3

3 Diagnostik 9
3.1 Klinische Untersuchung 9
3.2 Bildgebende Diagnostik 14

4 Differentialdiagnosen 19
4.1 Läsionen des triangulären fibrokartilaginären Komplex
(TFCC) 19
4.1.1 konservative Therapie 22
4.1.2 operative Therapie 23
4.2 Ulna Impaktation Syndrom 27
4.2.1 konservative Therapie 27
4.2.2 operative Therapie 27
4.3 Ulna Impingement Syndrom 30
4.3.1 Therapie 31
4.4 DRUG Arthrose 32
4.4.1 konservative Therapie 33
4.4.2 operative Therapie 33
4.5 Läsion des Ligamentum lunotriquetrum 35
4.5.1 konservative Therapie 35
4.5.2 operative Therapie 36
4.6 ECU-Sehnen Entzündung/Instabilität 37
4.6.1 konservative Therapie 37
4.6.2 operative Therapie 38

4.7   Läsion des Ligamentum radiotriquetrum dorsale 38
    4.7.1   Therapie 40
4.8   Madelung Deformität 40
    4.8.1   Therapie 41

Literatur 45

Epidemiologie

1

Stürze und sog. Sport assoziierte Verletzungen haben einen Häufigkeitsgipfel in der Adoleszenz, wobei Kontakt- und Risikosportarten, z. B. Handball oder Mountain Biken, eine führende Rolle einnehmen. Anderweitige Stürze vor allem im häuslichen Umfeld betreffen die ältere Bevölkerung geschlechtsunabhängig. Diese Traumata können für Läsionen des triangulären fibrokartilaginären Komplex (TFCC), für Läsionen des Ligamentum lunotriquetrum (LT-Band), für Läsionen des Ligamentum radiotriquetrum dorsale (RTd-Band) oder auch für Entzündungen der Extensor carpi ulnaris Sehne (ECU-Sehne) verantwortlich sein.

Kongenitale anatomische Konfigurationen, die ein Ulna Impaktation Syndrom oder ein Ulna Impingement Syndrom begünstigen, sind relativ häufig anzutreffen, aber oftmals ohne klinische Relevanz. Dies zu differenzieren stellt eine Herausforderung dar.

Die Madelung Deformität zählt zu den häufigsten angeborenen Fehlbildungen des Handgelenks und wird in der Regel erst in der dritten Lebensdekade symptomatisch.

Anatomie und Biomechanik

2

Das ulnokarpale Kompartiment wird vor allem dominiert durch das distale Radioulnargelenk und dessen stabilisierende Strukturen. Dieses Gelenk eröffnet der Hand einen Bewegungsspielraum, der einzigartig im Vergleich zu anderen Lebewesen ist.

Die Umwendbewegungen des Unterarms sind nur durch das Zusammenspiel zwischen dem distalen und dem proximalen Radioulnargelenk möglich. Diese Gelenke werden funktionell als bikondyläres Gelenk zusammengefasst (Hagert 1994). Die Rotationsachse verläuft durch das Zentrum des Radiuskopfs nach distal durch die Ellenkopfgrube, wobei die Speiche um die Elle rotiert (Kleinman 2007). Ellenkopf und Incisura ulnaris artikulieren und bilden das distale Radioulnargelenk (DRUG). Durch die unterschiedlichen Gelenkflächenkrümmungen der Gelenkpartner ist die Kontaktfläche zwischen beiden verhältnismäßig gering.

Größter Kontakt zwischen beiden Gelenkpartnern besteht zwischen 30° und 60° Supination (Shaaban et al. 2007). Aufgrund dieser Divergenz wird während der Unterarmrotation eine Roll-Gleitbewegung im distalen Radioulnargelenk ermöglicht. In Pronation translatiert die Speiche im Verhältnis zur Elle nach palmar, wogegen in Supination eine gegensätzliche Translation auftritt (Hagert 1994; Kleinman 2007; Tolat et al. 1996; Stuart et al. 2000; Hagert und Hagert 2010). Die Konfiguration der Gelenkpartner variiert. Der Ellenkopf ist entweder zylindrisch, kegel- oder kugelförmig geformt (Tolat et al. 1996). Dies hängt zum einen von den relativen Längenverhältnissen der Gelenkpartner zueinander und von der Ausrichtung der Incisura ulnaris in Frontalebene ab (Abb. 2.1) (Tolat et al. 1996).

Kegelförmige Konfigurationen des Ellenkopfs gehen in der Regel mit einer Ulna-minus Variante einher, d. h. die Elle ist im Verhältnis zur Speiche auf Höhe des DRUG kürzer (Abb. 2.1).

Zylindrische Ausformungen des Ellenkopfs treten oftmals bei gleich langen Gelenkpartnern auf, wobei diese Konstellation am seltensten anzutreffen ist

© Der/die Autor(en), exklusiv lizenziert an Springer-Verlag GmbH, DE, ein Teil von Springer Nature 2023
C. K. Spies, *Der ulnokarpale Schmerz*, essentials,
https://doi.org/10.1007/978-3-662-67487-1_2

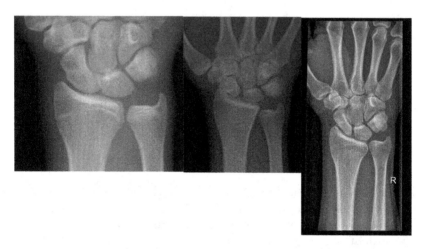

Abb. 2.1 Konfiguration der Incisura ulnaris in der Frontalebene: gerade Ausrichtung der Incisura ulnaris mit zylindrischem Ellenkopf und Ulna-neutral Varianz (Tolat 1, links), schräge Ausrichtung der Incisura ulnaris mit kegelförmigen Ellenkopf und Ulna-minus Varianz (Tolat 2, mitte), reziprok-schräge Ausrichtung der Incisura ulnaris mit kugelförmigen Ellenkopf und Ulna-plus Varianz (Tolat 3, rechts) (Tolat et al. 1996). (Mit freundlicher Genehmigung von PD Dr. Christian K. Spies)

(Abb. 2.1) (Tolat et al. 1996). Die kugelförmige Konfiguration des Ellenkopfes ist i. d. R. mit einer Ulna-plus Varianz assoziiert (Abb. 2.1). In diesem Zusammenhang wird in der Frontalebene eine gerade, schräge und reziprok-schräge Ausrichtung der Incisura ulnaris beschrieben (Abb. 2.1). Die Ausprägungen der Incisura ulnaris in der Transversalebene tragen in unterschiedlichem Maß zur Stabilität bei. Prinzipiell werden vier Ausformungen beschrieben, wobei die flache Konfiguration in Untersuchungen am häufigsten angetroffen wurde (Abb. 2.2).

Danach folgen die „C" und dann die beiden „S" bzw. „ski slope" Konfigurationen (Tolat et al. 1996). In Abhängigkeit der Gelenkgeometrie tragen die knöchernen Strukturen maximal 30 % zur Stabilität im distalen Radioulnargelenk bei (Stuart et al. 2000). Es ist naheliegend, dass eine C-förmige Ausgestaltung der Incisura ulnaris in Kombination mit einem kugelförmigen Ellenkopf zu einer verminderten Translation der Gelenkpartner führt (Abb. 2.2) (Tolat et al. 1996). Bei gleicher Länge dieser paarigen Knochen besteht i. d. R. eine axiale Lastübertragung auf die Speiche von 80 % und auf die Elle von 20 %. Bei der Ulna-plus Variante kann die Lastübertragung über das ulnokarpale Kompartiment auf bis

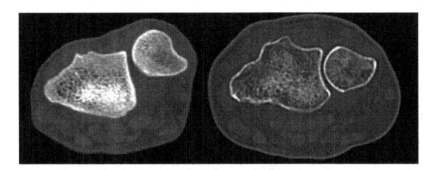

Abb. 2.2 links: flache Ausformung der Incisura ulnaris, rechts: C-förmige Ausformung der Incisura ulnaris. (Mit freundlicher Genehmigung von PD Dr. Christian K. Spies)

zu 40 % steigen. Wogegen bei der Ulna-minus Varianz die Lastübertragung auf unter 10 % fallen kann.

Weitere anatomische Aspekte, die stabilitätsrelevant sind, finden sich in Ausformungen der dorsalen und palmaren Ränder der Incisura ulnaris. Während der dorsale Rand der Incisura ulnaris knöchern in einem spitzen Winkel ausläuft, ist der palmare Rand wesentlich weniger ausgeformt und läuft in einer osteokartilaginären Lippe aus (Tolat et al. 1996). An diesen Strukturen entspringen die radioulnaren Ligamente, die sich in oberflächliche und tiefe Fasern aufteilen (Hagert 1994; Kleinman 2007; Hagert und Hagert 2010; af Ekenstam und Hagert 1985). Diese Bandstrukturen umfassen den faserknorpeligen Discus ulnocarpalis und gehören dem triangulären fibrokartilaginären Komplex (TFCC) an, der zusammen mit der Membrana interossea der wichtigste Stabilisator des distalen Radioulnargelenks ist (Hagert 1994; Kleinman 2007; Haugstvedt et al. 2006; Moritomo 2015; Xu und Tang 2009; Kirchberger et al. 2015).

Die tiefen Fasern setzen in einem stumpfen Winkel in der Ellenkopfgrube an, während die oberflächlichen Fasern in einem spitzen Winkel an der Basis des Griffelfortsatzes der Elle inserieren (Abb. 2.3) (Kleinman 2007; Hagert und Hagert 2010).

Die distalen, radioulnaren Ligamente garantieren aufgrund ihrer zentrischen und exzentrischen Insertionen die Gelenkstabilität im gesamten Bewegungsumfang, da während der Unterarmrotation eine reibungslose und kontinuierliche Spannungsverschiebung zwischen den einzelnen spiralförmig ausgerichteten Fasern erfolgt (Kleinman 2007; Hagert und Hagert 2010; Schuind et al. 1991; Goften et al. 2004). In Supination sind die dorsalen tiefen Fasern und die oberflächlichen palmaren Fasern gespannt. Während der Pronation spannen sich die

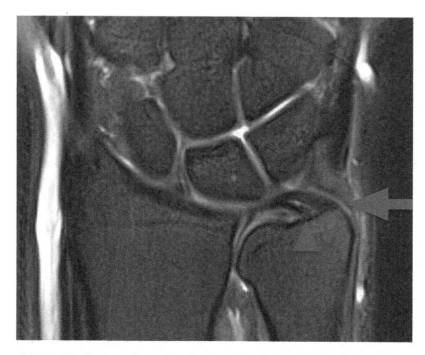

Abb. 2.3 Kernspintomografie des Handgelenks, Koronarebene: tiefe Bündel der distalen, radioulnaren Ligamente mit Insertion in der Fovea ulnaris (Δ) und die oberflächlichen Bündel der distalen, radioulnaren Ligamente mit Insertion am Processus styloideus ulnae (←). (Mit freundlicher Genehmigung von PD Dr. Christian K. Spies)

komplementären Ligamente an (Stuart et al. 2000; af Ekenstam und Hagert 1985; Xu und Tang 2009; Schuind et al. 1991).

Dies erzeugt eine Kompression der Gelenkpartner gegeneinander (Hagert 1994; Hagert und Hagert 2010). In Supination erfolgt die Kompression des Ellenkopfes gegen den palmaren Rand der Incisura ulnaris, während die dorsalen, tiefen Ligamente gespannt sind. Entsprechend wird das distale Radioulnargelenk in Pronation durch die palmaren, tiefen Fasern mit Kompression des Ellenkopfes gegen den dorsalen Rand der Incisura ulnaris stabilisiert. Die Bandspannung erreicht das Maximum in endgradiger Gelenkstellung. Externe Einflüsse erhöhen die Bandspannung nicht (Shaaban et al. 2004). Der trianguläre fibrokartilaginäre Komplex besteht ferner aus den Ligg. ulnolunatum, ulnotriquetrum et ulnocapitatum, dem Meniscus ulnocarpalis, dem Boden des sechsten Strecksehnenfachs und dem Ligamentum collaterale ulnare. Die Membrana interossea ist der zweite wesentliche Stabilisator des distalen Radioulnargelenks und kann in verschiedene Abschnitte unterteilt werden. Vor allem der distale Teil dieser Struktur trägt zur Stabilität im distalen Radioulnargelenk bei (Watanabe et al. 2005). Ein schräges Faserbündel in diesem Abschnitt, das zwar nicht immer eindeutig zu differenzieren ist, ragt diesbezüglich besonders hervor (Noda et al. 2009; Kitamura et al. 2011). Dieses Ligament entspringt am Ellenschaft proximal des distalen Radioulnargelenks und inseriert am dorsalen Rand der Incisura ulnaris (Moritomo 2015; Noda et al. 2009; Kitamura et al. 2011). Hierbei handelt es sich um einen isometrischen Stabilisator, da dieser in der Rotationsachse liegt (Moritomo et al. 2009). Untersuchungen der beiden Hauptstabilisatoren zeigten, dass eine insuffiziente Membrana interossea bei intaktem triangulären fibrokartilaginären Komplex kompensiert werden konnte (Kihara et al. 1995). Die distalen Ligg. radioulnaria scheinen somit einen größeren Beitrag zur Stabilität im distalen Radioulnargelenk zu leisten (Gofton et al. 2004).

Auch die Ligg. ulnolunatum, ulnotriquetrum und ulnocapitatum, die an der Fovea ulnaris bzw. Basis des Processus styloideus ulnae entspringen, sich am palmaren, distalen, radioulnaren Band anheften und zur Aufspannung des Diskus und Dämpfung im ulnokarpalen Kompartiment beitragen, wirken in gewissen Gelenkstellungen stabilisierend. Speziell das Ligamentum ulnocapitatum stabilisiert das distale Radioulnargelenk zusätzlich in Handgelenkextension und Radialduktion.

Der Pronator quadratus ist der dynamische Stabilisator des distalen Radioulnargelenks, der ein Auseinanderweichen der Gelenkpartner während der Umwendbewegung verhindert. Dabei ist der tiefe Anteil des Muskels bei jeder Gelenkbewegung aktiviert, wogegen der oberflächliche nur selektiv angesteuert wird. Der oberflächliche Muskel entspringt von der dorsoulnaren Facette der Elle und inseriert am palmaren Aspekt der Speiche. Dorsal davon entspringt der tiefe Muskelbauch an der Elle und inseriert an der ulnaren Facette des distalen Speichenschafts, wobei Ausläufer nach dorsal zur Membrana interossea ziehen. Dieser Muskelbauch „unterfüttert" das distale Radioulnargelenk und grenzt an die ulnare und palmare Gelenkkapsel an. Dadurch kann diese gespannt und eine Gewebeinterposition bei Rotation vermieden werden (Spies et al. 2018).

Das Ligamentum lunotriquetrum ist analog zum Ligamentum scapholunatum U-förmig konfiguriert. Der palmare Ligamentabschnitt hat eine wesentlich höhere Reissfestigkeit als der dorsale Abschnitt und ist somit der biomechanisch wichtigste Sektor. Der dem ulnokarpalen Kompartiment zugewandte Bandanteil wird als Pars membranacea bezeichnet und spielt bezüglich der Stabilität eine untergeordnete Rolle. Degenerative Risse dieses Abschnitts treten häufig im Zusammenhang mit degenerativen Veränderungen des Discus ulnocarpalis auf.

Auf der Streckseite verläuft die Extensor carpi ulnaris Sehne im sechsten Strecksehnenfach, wobei der Boden dieses Sehnenfachs Teil des triangulären fibrokartilaginären Komplex ist und in das der palmare, oberflächliche Bandanteil des distalen, radioulnaren Ligaments einstrahlt.

Das Ligamentum radiotriquetrum dorsale überspannt das ulnokarpale Kompartiment als extrinsischer Anteil des dorsalen V – Bandes, das zusätzlich aus dem Ligamentum intercarpale dorsale gebildet wird. Das Ligamentum radiotriquetrum dorsale entspringt an der dorsalen Radiusgelenklippe und inseriert an der dorsalen Facette des Dreieckbeins, wogegen das Ligamentum intercarpale dorsale an der dorsalen Kortikalis des Dreieckbeins entspringt und an der dorsalen Kortikalis des Kahnbeins inseriert. Dieses V-Band ist ein wichtiger extrinsischer Stabilisator der Handwurzel, der beim dorsalen Zugang zum Handgelenk berücksichtigt bzw. geschont werden sollte.

Diagnostik 3

3.1 Klinische Untersuchung

Die klinische Untersuchung ist der Grundstein der Diagnostik. Nach der Anamnese sollte eine strukturierte Untersuchung alle relevanten Strukturen prüfen. Zahlreiche klinische Testverfahren sind beschrieben (Spies et al. 2016). Für eine genaue Untersuchung ist die Kenntnis der Landmarken am ulnokarpalen Kompartiment essentiell. Die wichtigsten Strukturen werden im Folgenden aufgeführt:

dorsal: Gelenkspalt des distalen Radioulnargelenks, distale Begrenzung des Ellenkopfs, dorsale Facette des Dreieckbeins
palmar: Erbsenbein und Flexor carpi ulnaris Sehne
ulnare Tabatière: proximale Begrenzung: Ellenkopf, distale Begrenzung: Dreieckbein, dorsale Begrenzung: Processus styloideus ulnae und Extensor carpi ulnaris Sehne, palmare Begrenzung: Flexor carpi ulnaris Sehne

Es wird eine Auswahl an Tests, die sich im klinischen Alltag bewährt haben, vorgestellt (Spies et al. 2016).

Am zweckmäßigsten ist es, wenn der Ellenbogen des Patienten auf dem Untersuchungstisch abgestützt wird. Bei den meisten Untersuchungen steht der Unterarm des Patienten senkrecht in Neutralstellung. Zu Beginn empfiehlt es sich, einen Tastbefund der vom Patienten angegebenen schmerzhaften Punkte bzw. Regionen zu erheben und infrage kommenden anatomischen Strukturen zuzuordnen. Weiterhin sollte vor der Anwendung der speziellen Testverfahren eine orientierende Untersuchung der Handgelenkbeweglichkeit für Extension und Flexion, Ulnar- und Radialduktion sowie Supination und Pronation erfolgen.

C. K. Spies, *Der ulnokarpale Schmerz*, essentials, https://doi.org/10.1007/978-3-662-67487-1_3

Ligamentum lunotriquetrum (LT)
Während des LT-Kompression-Tests übt der Untersucher Druck auf das Dreieckbein bzw. die ulnare Tabatière aus. Bei einer Ruptur des Ligamentum lunotriquetrum kommt es in diesem Bereich zu einem Druckschmerz. Zur Schmerzverstärkung kann dann zusätzlich eine forcierte Ulnarduktion durchgeführt werden (Young et al. 2010; Garcia-Elias 2012).

Beim LT-Ballottement-Test fasst der Untersucher mit 2 Händen das Handgelenk und übt mit den Daumen jeweils Druck auf das Os triquetrum und Os lunatum aus. Die übrigen Finger fassen die jeweiligen Knochen von palmar. Dabei wird eine Scherbewegung auf das LT-Gelenk ausgeübt, in dem das Os triquetrum abwechselnd nach dorsal und das Os lunatum nach palmar gedrückt wird. Ein vermehrtes Gelenkspiel bzw. provozierbare Schmerzen können auf eine LT-Band-Ruptur hinweisen (Buckup und Buckup 2012; Kleinman 2015). Der „shear test" ist ein indirekter Ballottement-Test. Hierbei übt der Untersucher mit dem Daumen zunächst Druck auf das Os pisiforme von palmar und in gegengesetzter Richtung mit dem Zeigefinger der gleichen Hand auf das Os lunatum von dorsal aus. Dabei wird die aufgewandte Kraft über dem Os pisiforme auf das Os triquetrum übergeleitet und eine Scherbewegung im LT-Gelenk verursacht (Young et al. 2010; Kleinman 2015; Rhee et al. 2014).

Das „triquetral shift manoeuvre of Sennwald" ist ein weiterer Test zur Überprüfung des LT-Gelenks. Mit dem Daumen des Untersuchers wird das Os triquetrum von ulnopalmar fixiert und das Handgelenk abwechselnd von ulnar nach radial geneigt. Dadurch wird eine Scherbewegung im LT-Gelenk induziert. Während der Radialduktion flektiert das Os triquetrum. Liegt eine LT- Band-Ruptur bzw. -Instabilität vor, tritt das Os triquetrum dorsal prominent hervor, und/oder Schmerzen werden verursacht (Garcia-Elias 2012).

Arthrose des Pisotriquetralgelenks
Zur Untersuchung des Pisotriquetralgelenks dient der „pisotriquetral grind test". Dabei wird das Os pisiforme zunächst zwischen Daumen und Zeigefinger in diskreter Handgelenkbeugung und Ulnarduktion fixiert. Dann wird das Os pisiforme nach radial und ulnar mobilisiert. Können Schmerzen und Krepitationen provoziert werden, weist dies auf degenerative Veränderungen im Gelenk hin (Garcia-Elias 2012).

Impaktation zwischen Processus styloideus ulnae und Os triquetrum
Mit dem „ulnar styloid triquetral impaction (USTI) syndrome" befasst sich der „ulnar styloid triquetral impaction test". In Ulnarduktion und maximaler Supination wird ein axialer Druck auf das ulnare Handgelenk ausgeübt. Liegt eine

„Impaktation" vor, berührt der Processus styloideus ulnae die dorsale Kante des Os triquetrum, und provoziert dadurch an dieser Stelle Schmerzen (Garcia-Elias 2012).

Ulna Impaktation und Läsionen des triangulären fibrokartilaginären Komplex

Als simpler Test zur orientierenden Untersuchung dieses Krankheitskomplexes führt man das Handgelenk in Unterarmneutralstellung ruckartig in eine Ulnarduktion. Hierdurch werden bei degenerativen, aber auch traumatischen Läsionen ulnokarpale Schmerzen am Handgelenk ausgelöst. Vor allem nach traumatischen Ereignissen kann eine isolierte Läsion des triangulären fibrokartilaginären Komplex mit begleitender ulnokarpaler Synovialitis bestehen. Im Rahmen eines „ulna impaction syndrome" finden sich nicht selten zusätzlich Knorpelschäden ulnokarpal und evtl. auch eine LT-Band Läsion. Die enge Lagebeziehung der betroffen Strukturen lässt eine isolierte Beurteilung derselben nur in eingeschränktem Maß zu.

Bei einem positiven Ulna-Fovea Zeichen tritt ein Druckschmerz in der ulnaren Tabatière auf. Dies kann auf eine Läsion des triangulären fibrokartilaginären Komplex, auf eine Synovialitis des Recessus sacciformis oder auf eine Neuropathie des Ramus dorsalis des Nervus ulnaris hinweisen. Bei der Untersuchung ist das Ellenbogengelenk des Patienten um 90° gebeugt und der Unterarm in Neutralstellung. Der Untersucher drückt mit dem Daumen in die ulnare Tabatière (Spies et al. 2015; Kirchberger et al. 2015;. Abb. 3.1).

Der „screwdriver test" kann ebenfalls zur Untersuchung eines „ulna impaction syndrome" bzw. einer vermuteten Läsion des triangulären fibrokartilaginären Komplex angewandt werden. In der Ausgangsposition ist der Ellbogen bei angelegtem Oberarm 90° gebeugt. Bei positivem Befund werden ulnokarpale Schmerzen während der aktiven Supination und Pronation gegen Widerstand provoziert (Berger und Dobyns 1996).

Der „TFCC shear test" ist eine weitere Alternative zur Überprüfung des ulnokarpalen Gelenks. Dabei werden Scherkräfte auf den triangulären fibrokartilaginären Komplex ausgeübt. Der Untersucher umfasst die Hand des Patienten und legt den Daumen von palmar auf das Os pisiforme und von dorsal auf den Ulnakopf. Durch eine Translation zwischen Os pisiforme und Ellenkopf werden bei positivem Test ulnokarpale Schmerzen provoziert (Kirchberger et al. 2015).

Der „press test" kann bei Verdacht auf eine Läsion des triangulären fibrokartilaginären Komplex ebenfalls angewandt werden. Der sitzende Patient stützt sich beim Aufstehen mit beiden Händen von den Armlehnen des Stuhls ab. Hierbei können

Abb. 3.1 Ulna-Fovea
Zeichen. (Aus Spies et al.
2016)

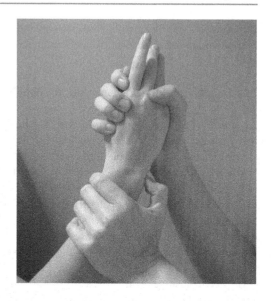

ulnokarpale Schmerzen im Bereich des Ulnakopfs provoziert werden (Spies et al.
2015; Kirchberger et al. 2015).

Distales Radioulnargelenk (DRUG) mit Ellenkopf
Der radioulnare Kompressionstest des distalen Radioulnargelenks kann degenerative Läsionen nachweisen. Auch können sich Hinweise auf das seltenere Ulna
Impingement Syndrom ergeben (pathologischer Kontakt zwischen einer meist relativen kurzen Elle mit dem Radius) (Krimmer et al. 2016). Hierbei wird der Ellenkopf
gegen die Incisura ulnaris der Speiche gepresst. Zusätzlich wird eine passive Pro-
und Supinationsbewegung des Unterarms durchgeführt (Garcia-Elias 2012).
Der Ballottement-Test überprüft die Stabilität des distalen Radioulnargelenks.
Dabei stützt der Patient seinen Ellenbogen auf dem Untersuchungstisch ab und die
Finger zeigen deckenwärts. Der Untersucher fixiert mit der einen Hand die distale
Elle, mit der anderen die distale Speiche. Es werden nun Translationen zwischen
diesen Knochen nach palmar und dorsal in unterschiedlichen Umwendstellungen
des Unterarms durchgeführt (Abb. 3.2). Das Gelenkspiel wird im Seitenvergleich
beurteilt (Garcia-Elias 2012; Kirchberger et al. 2015).
Beim Stabilitätstest nach Kleinman werden ebenfalls die beiden Unterarm-
knochen jeweils durch den Untersucher fixiert. Befindet sich der Unterarm in
Supination, wird der Ellenkopf zum Patienten bei fixierter Speiche mobilisiert.

Abb. 3.2
Ballottement-Test für das
distale Radioulnargelenk.
(Aus Spies et al. 2016)

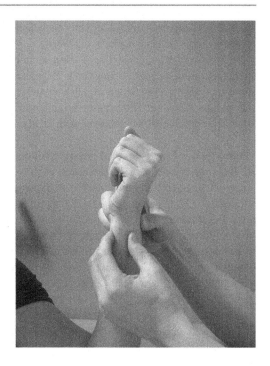

Hierdurch soll v. a. das dorsale, tiefe, radioulnare Band auf Integrität überprüft werden. Danach wird der Unterarm in Pronation überführt, und es wird ebenfalls der Ellenkopf zum Patienten mobilisiert. Hierdurch wird vor allem das palmare, tiefe, radioulnare Band überprüft (Kirchberger et al. 2015).

Ergeben sich bei diesen Tests eine im Seitenvergleich erhöhte Translation zwischen Speiche und Elle bzw. können Schmerzen in der zu prüfenden Region verursacht werden, können nachfolgend beschriebene Tests weitere Informationen liefern.

Der bilaterale Subluxation-DRUG-Test stellt eine Alternative zur Untersuchung der Gelenkstabilität dar. Hierbei kann das Verhalten der beiden artikulierenden Gelenkpartner im Seitenvergleich beurteilt werden (Kirchberger st al. 2015). Der Untersucher sitzt dabei dem Patienten gegenüber. Die Ellenbogengelenke sind gebeugt, während die Oberarme des Patienten am Rumpf angelegt werden. Nun legt der Untersucher simultan die Zeigefinger direkt über beide Gelenkspalten, und beide Mittelfinger befinden sich auf den jeweiligen Ellenköpfen. Dann werden beide Hände des Patienten von der Pronation in die Supination rotiert. Unterschiede in der Roll-Gleitbewegung beider Umwendgelenke liefern Informationen über die Integrität dieser Gelenke (Spies et al. 2016).

Beim „piano key sign" legt der Patient seine Hände mit den Handflächen nach unten flach auf den Untersuchungstisch. Bei einer Instabilität des distalen Radioulnargelenks zeigt sich im Seitenvergleich ein dorsal prominenter Ellenkopf, der sich nach palmar mit einer Klaviertaste vergleichbar mobilisieren lässt (Garcia-Elias 2012; Rhee et al. 2014; Kirchberger et al. 2015).

Instabilität der Extensor carpi ulnaris Sehne
Der Extensor-carpi-ulnaris-Luxationstest eignet sich, um einen sekundären Stabilisator des distalen Radioulnargelenks zu überprüfen. Das Ellenbogengelenk des Patienten ist 90° gebeugt. Aus der Supination soll die Hand gegen Widerstand in die Ulnarduktion überführt werden, während die Untersucherhand die Extensor carpi ulnaris(ECU) Sehne palpiert. Hierbei kann die Sub- bzw. Luxation der Sehne aus dem Gleitlager provoziert werden (Garcia-Elias 2012). Von diesem Test abzugrenzen ist der ECU-Synergie-Test. Hierbei wird das Handgelenk in Supination gehalten, und Daumen und Zeigefinger werden gleichzeitig gegen Widerstand gespreizt. Durch ein synergistisches Anspannen der ECU-Sehne bei diesem Manöver können Schmerzen im Verlauf der Extensor carpi ulnaris Sehne verursacht werden. Dies kann auf eine Sehnenentzündung hinweisen (Garcia-Elias 2012).

3.2 Bildgebende Diagnostik

Nach der klinischen Untersuchung kann sich eine sonografische oder radiologische Diagnostik zur Sicherung der Diagnose anschließen. Die Vorteile der Sonografie sind die dynamische Untersuchung ohne Strahlenbelastung des Patienten, somit stellt diese Untersuchungsmethode vor allem zur Beurteilung von Sehnen eine hervorragende Methode dar (Bassemir et al. 2015).

Im Folgenden werden die wichtigsten nativ-radiologischen Projektionen, die vor allem im klinischen Alltag einer Notfallambulanz benötigt werden, beschrieben. Zu den Standardeinstellungen gehört die Röntgenuntersuchung des Handgelenks in zwei Ebenen, die in einer neutralen Unterarmstellung durchgeführt werden muss. Dabei sollte in einer exakten dorsopalmaren(d.p.) Aufnahme das distale Radioulnargelenk einsehbar sein. Bei intaktem karpalen Gefüge verlaufen die Gilula-Linien harmonisch ohne Unterbrechung. Des Weiteren sollten die Gelenkspalten der Karpometakarpalgelenke 2 bis 5 eine „M-förmige" ununterbrochene Linie ergeben (Flechtenmacher und Sabo 2014).

Häufig wird im klinischen Alltag bei Beschwerden im Bereich des Handgelenks die gesamte Hand in 2 Ebenen geröntgt. Dabei ist jedoch zu beachten, dass bei dieser Aufnahme der Zentralstrahl im Gegensatz zur Handgelenkaufnahme nicht auf der Handwurzel fokussiert ist und somit nur eine eingeschränkte Beurteilung des karpalen Gefüges erlaubt.

In der korrekten Einstellung der streng seitlichen Aufnahme muss sich die palmare Kortikalis des Os pisiforme zwischen der palmaren Kortikalis des Kopfbeins und der palmaren Kortikalis des distalen Kahnbeinpols projizieren. Weitere Qualitätskriterien sind eine zentrale Projektion des Processus styloideus radii und die Überlappung des proximalen Kahnbeinpols mit Mond- und Dreieckbein (Abb. 3.3).

Das Beachten der Qualitätskriterien ist essentiell, um das Risiko von Fehlinterpretationen zu reduzieren bzw. zu vermeiden.

Nur für ausgewählte Fragestellungen ist die computertomografische Bildgebung notwendig, um knöcherne Strukturen einwandfrei beurteilen zu können. Dies wäre beispielsweise zur Klärung einer zweifelhaften Instabilität des distalen

Abb. 3.3
nativ-radiologische Bildgebung im seitlichen Strahlengang; Qualitätskriterien: zentrische Ausrichtung des Processus styloideus radii, Überlappung des Dreieckbeins, mit Mondbein und mit dem proximalen Pol des Kahnbeins, Ausrichtung des Erbsenbeins zwischen der Tangente am distalen Kahnbeinpol und der Tangente am palmaren Kopfbein. (Mit freundlicher Genehmigung von PD Dr. Christian K. Spies)

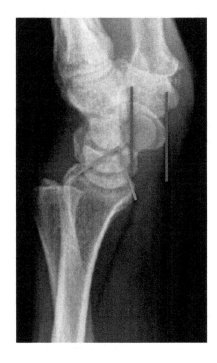

Radioulnargelenks an zu wenden. Die überlagerungsfreie Darstellung des distalen Radioulnargelenks ermöglicht die besten Voraussetzungen zur Diagnostik einer Instabilität (Kim und Park 2008; Eireal-Cruz et al. 1991). Es sollten beide Umwendgelenke zum Vergleich in Pronation-, Neutral- und Supinationstellung untersucht werden (Wechsler et al. 1987; Pirela-Cruz et al. 1991).

Zahlreiche Auswertungsmethoden für das computertomografische, schnittbildgebende Verfahren wurden veröffentlicht (Wechsler et al. 1987; Mino et al. 1985; Mino et al. 1983; Pirela-Cruz et al. 1991; Lo et al. 2001; Nakamura et al. 1996; Park und Kim 2008). Die radioulnare Quotientenmethode hat sich im klinischen Alltag als praktikables Verfahren bewährt (Spies et al. 2014; Lo et al. 2001). Das Ellenkopfzentrum wird über eine Schablone mit konzentrischen Kreisen und zunehmenden Radien, die passend über den Ellenkopf gelegt wird, bestimmt. Die Orthograde vom Ellenkopfzentrum zur Tangente, die an der palmaren und dorsalen Begrenzung der Incisura ulnaris anliegt, schneiden sich. Es wird die Strecke vom Schnittpunkt der Orthograden mit der Tangente und der palmaren Begrenzung der Incisura ulnaris ins Verhältnis zum Abstand der dorsalen und der palmaren Begrenzung der Incisura ulnaris gesetzt (Lo et al. 2001). Der ermittelte Quotient gibt Hinweise auf eine Instabilität im distalen Radioulnargelenk.

Auch für die computertomografische Untersuchung sollten die Qualitätskriterien insbesondere für die Beurteilung einer Instabilität beachtet werden:

Die Darstellung der Basis des Processus styloideus ulnae und des Tuberculum dorsale, des grössten Transversaldurchmessers der Speiche und der Incisura ulnaris sind dafür Voraussetzung.

Die kernspintomografische Untersuchung unterliegt flächendeckend bezüglich der Beurteilung ligamentärer oder artikulärer Strukturen des ulnokarpalen Kompartiments grossen Schwankungen in der Detektionsgenauigkeit (Spies et al. 2022). Diesbezüglich ist die Handgelenksspiegelung weiterhin der Referenzstandard mit der Option zur zeitgleichen Therapie.

Die Handgelenksspiegelung ist der letzte Schritt der Diagnostik. In der Regel wird zwischen dem dritten und vierten Strecksehnenfach an der dorsalen Radiusgelenklippe und radial bzw. ulnar der Extensor carpi ulnaris Sehne distal des Discus ulnocarpalis die Portale für das Radio- und Ulnokarpalgelenk angelegt. Eine 2,7 mm durchmessende Optik ist ausreichend. Nur in Ausnahmefällen wird das distale Radioulnargelenk gespiegelt, wobei zwischen dem horizontalen Anteil des Ellenkopfs und dem horizontalen Anteil des triangulären fibrokartilaginären Komplex eingegangen wird. In diesem Fall ist eine 1,9 mm durchmessende Optik zu empfehlen. Die meisten Läsionen können damit direkt dargestellt werden. Mit Hilfe von Tasthaken oder Kanülen können vor allem die Atzei 3 bzw. U2 Läsionen der CUP-Klassifikation auch indirekt beurteilt werden (Atzei 2009;

Schmitt et al. 2023). In diesem Zusammenhang haben sich das Trampolin Zeichen, der „hook"-Test bzw. der „push-off needle"-Test bewährt (Unglaub et al. 2014; Nakamura et al. 2014).

Das Trampolin Zeichen bezieht sich auf die Aufspannungsresilienz des Discus ulnocarpalis beim Betasten mit dem Tasthaken. Dieser Test ist sehr erfahrungsabhängig und beurteilt damit indirekt die Integrität des horizontalen Anteils des triangulären fibrokartilaginären Komplex. Ein laxer horizontaler Anteil verursacht durch einen Abriss der Bandinsertionen aus der Fovea ulnaris vergleichbar mit einem Segel in einer Windflaute widersetzt sich dem Tasthaken nicht. Wogegen ein straff aufgespannter, physiologischer Diskus mit einem aufgeblähten Segel im Wind zu vergleichen ist.

Der „hook"-Test ermöglicht ebenfalls die Beurteilung der ulnaren Insertion der distalen, radioulnaren Ligamente. Ein „Abheben" des horizontalen Anteils nach distal in das ulnokarpale Kompartiment hinein beweist einen Abriss der Aufhängung aus der Fovea ulnaris. Kann entsprechend der Diskus nicht abgehoben werden, ist die Aufhängung intakt.

Der „push-off needle"-Test beurteilt ebenfalls die Verankerung des triangulären fibrokartilaginären Komplex, indem eine Tuohy Kanüle proximal des horizontalen Anteils perkutan unter Visualisierung des ulnokarpalen Kompartiments platziert wird. Durch Kippen der Kanülenspitze kann der Diskus mobilisiert werden. Analog zum Trampolin Zeichen wird dieser Test beurteilt (Unglaub et al. 2014).

Diese Tests unterliegen nicht nur einer flachen Lernkurve, sondern zeigen auch eine inter-individuelle Varianz.

Dennoch ist die Handgelenkarthroskopie weiterhin der Referenzstandard zur Beurteilung von Läsionen des triangulären fibrokartilaginären Komplex (Spies et al. 2022).

Differentialdiagnosen 4

4.1 Läsionen des triangulären fibrokartilaginären Komplex (TFCC)

Der trianguläre fibrokartilaginäre Komplex ist die zentrale Struktur des ulnokarpalen Kompartiments. Er wirkt als Puffer zur Lastübertragung auf den Unterarm und in Abhängigkeit der Ellenlänge variiert die Lastübertragung. Generell müssen degenerative von akuten Verletzungen des triangulären fibrokartilaginären Komplex unterschieden werden. Die Detektion degenerativer Läsionen steigt mit zunehmendem Lebensalter, wobei die überwiegende Anzahl dieser Rupturen asymptomatisch ist (Abb. 4.1) (Mikic 1979).

Entsprechend können die Läsionen des triangulären fibrokartilaginären Komplex nach Ätiologie und Lokalisation eingeteilt werden. Die Palmer Klassifikation schließt akute und degenerative Läsionen ein und ist flächendeckend etabliert (Abb. 4.2) (Palmer 1989).

In der Gruppe der akuten Verletzungen überwiegen bei weitem die ulnar lokalisierten Abrisse (Haugstvedt et al. 2002), sodass Atzei eine nachvollziehbare Unterteilung dieser Verletzungsmuster vorgenommen hat (Atzei 2009).

Es hat sich aber im Verlauf gezeigt, dass nicht nur singulär akute oder degenerative Läsionen auftreten können, sondern dass diese auch kombiniert zu beobachten sind.

Somit haben Schmitt et al. eine aktuelle Klassifikation entwickelt, die nicht nur dieser Beobachtung Rechnung tragen soll, sondern auch nach Therapienotwendigkeit unterscheiden möchte (Schmitt et al. 2023). Es wird zwischen zentralen (c), ulnaren (u) und peripheren (p) Läsionen differenziert. Die zentralen Pathologien betreffen den Discus ulnocarpalis, die ulnaren die Aufhängung des triangulären fibrokartilaginären Komplex am Griffelfortsatz und die übrigen beziehen sich auf

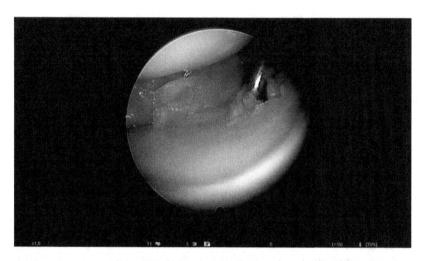

Abb. 4.1 Palmer 2 C Läsion, visualisiert vom 3/4 Portal, Tasthaken evaluiert die zentrale Perforation im Discus ulnocarpalis. (Mit freundlicher Genehmigung von PD Dr. Christian K. Spies)

die mittleren und radialen Anteile der distalen, radioulnaren Ligamente, auf den ulnokarpalen, palmaren Bandkomplex, auf das Meniskoid, auf die Gelenkkapsel und das sechste Strecksehnenfach. Danach erfolgt die Graduierung der Pathologie von 1 bis 3. Somit entsprechen C1 Läsionen nach dieser Klassifikation Palmer 2 A und 2B Läsionen. C2 Läsionen zeigen eine Perforation im Diskus von <3 mm und entsprechen Palmer 1 A Verletzungen. Die C3 Läsionen schliessen somit alle zentralen Rupturen ein, die größer als 3 mm sind. Diese Gruppe schliesst allerdings auch Horizontalrisse, Korbhenkelrisse und auch radiale Abrisse des Diskus mit ein. Diese werden dann mit dem Suffix „a" für atypisch gekennzeichnet.

Die U1 bis U3 Läsionen entsprechen den Atzei 1 bis 3 Läsionen (Atzei 2009). Knöcherne Abrisse des Griffelfortsatzes werden zusätzlich mit dem Suffix „#" gekennzeichnet. U1# Läsionen entsprechen einem knöchernen Abriss des Griffelfortsatz mit Beteiligung des oberflächlichen Bündels der distalen, radioulnaren Ligamente, wobei die tiefen Fasern weiterhin regelrecht in der Fovea ulnaris verankert sind. U2# Abrisse schliessen auch die Griffelfortsatzbasis mit ein und betreffen somit sowohl die oberflächlichen als auch die tiefen Fasern der Ligamente. Die U3# Verletzungen sind als Abrisse definiert, die einen Abriss des Griffelfortsatz bei gleichzeitiger Ruptur der distalen, radioulnaren Ligamente vom Fortsatz bzw. aus der Fovea ulnaris bezeichnen.

Klassifikation	Pathologischer Befund	Illustration
1A	Traumatischer zentraler Riss des TFC	
1B	Traumatischer ulnarseitiger Riss des TFC (linke Illustration), ggf. mit Griffelfortsatzabriss (rechte Illustration; Abb. B)	
1C	Traumatische periphere Risse im Bereich der Ligg. ulnolunatum et ulnotriquetrum	
1D	Traumatischer radialer Riss des TFC, ggf. Fraktur der Incisura ulnaris	
2A	Degenerative Läsion mit Ausdünnung des TFC	
2B	Degenerative Läsion mit Ausdünnung des TFC und Knorpelläsionen an Mondbein und/oder Ellenkopf	
2C	Degenerative Läsion mit Perforation des TFC und Knorpelläsionen an Mondbein und/oder Ellenkopf	
2D	Degenerative Läsion mit Perforation des TFC und Knorpelläsionen an Mondbein und/oder Ellenkopf und Riss des Lig. lunotriquetrum	
2E	Degenerative Läsion mit Perforation des TFC und Knorpelläsionen an Mondbein und/oder Ellenkopf und Riss des Lig. lunotriquetrum mit ulnokarpaler Arthrose	

Klassifikation	Pathologischer Befund	Illustration
1	Riss der oberflächlichen Verankerungsfasern der radioulnaren Bänder	
2	Riss der oberflächlichen und tiefen Verankerungsfasern der radioulnaren Bänder	
3	Riss der tiefen Verankerungsfasern der radioulnaren Bänder	
4	Irreparabler, kompletter ulnarer Abriss der radioulnaren Bänder	
5	Ulnarer Abriss der radioulnaren Bänder und Arthrose im DRUG	

Abb. 4.2 links Palmer Klassifikation der TFCC Läsionen (Palmer 1989); rechts Atzei Klassifikation der ulnaren TFCC Läsionen (Atzei 2009). (Aus Spies et al. 2015)

Die P1 Läsion bezeichnet die Ruptur des Meniskoids und die P1# beinhaltet zusätzlich den Abriss der Griffelfortsatzspitze bei intakter Insertion der distalen, radioulnaren Ligamente. Die P2 Läsionen beziehen sich auf die Rupturen des ulnokarpalen Bandkomplex (Ligg. ulnolunatum et ulnotriquetrum). Die P2# Verletzung ist charakterisiert durch eine knöcherne Avulsion des Ligamentum ulnotriquetrum am Dreieckbein. Die P3 Läsionen betreffen alle Rupturen der distalen, radioulnaren Ligamente mit Ausnahme der ulnaren Läsionen. Wenn die dorsalen Bündel betroffen sind wird das Suffix „d" und bei palmaren Verletzungen das Suffix „p" angehängt. P3# betreffen die knöchernen Ausrisse der distalen, radioulnaren Ligamente am Ursprung. Wenn die palmaren Bänder betroffen sind, dann wird das Suffix „p" und bei dorsalen Pathologien das Suffix „d" angehängt (Schmitt et al. 2023).

4.1.1 konservative Therapie

Grundsätzlich wird zwischen Läsionen des triangulären fibrokartilaginären Komplex differenziert, die eine Instabilität im distalen Radioulnargelenk verursachen und Pathologien mit stabilen Umwendgelenk. Basierend auf dieser Befundkonstellation können akute und degenerative Risse an verschiedenen Lokalisationen mit stabilen distalen Radioulnargelenk zunächst konservativ behandelt werden. Dies ist unabhängig von der Tatsache, dass zentrale Läsionen im Discus ulnocarpalis aufgrund des bradytrophen Gewebes nicht heilen.

Es kann in Abhängigkeit der Symptomatik zunächst lediglich eine Schonung oder Versorgung mit einer Handgelenk übergreifenden Schiene mit analgetischer Therapie initiiert werden. Dies setzt allerdings die bedingte Fähigkeit zur Berufsausübung voraus. Bei einer Symptomatik, die zu einer sofortigen Aufgabe der beruflichen Tätigkeit führt, empfehlen wir die Handgelenkspiegelung als Referenzstandard zur Diagnostik mit gleichzeitiger Option zur therapeutischen Intervention. Sollte die Ausübung der beruflichen Tätigkeit möglich sein, hat sich ein Intervall von 3 Monaten für die konservative Therapie bewährt. In dieser Zeit kommt es in die Mehrzahl der Fälle mit stabilen akuten oder degenerativen Läsionen des triangulären fibrokartilaginären Komplex zu einer relevanten Symptomregredienz. Auch kann zusätzlich eine Kortison Infiltration in das Kompartiment zu einer Linderung beitragen.

4.1.2 operative Therapie

Knöcherne Ausriss des TFCC

Nach der osteosynthetischen Versorgung distaler Radiusfrakturen sollte intraoperativ stets, insbesondere aber bei Abriss des Ellengriffels, eine Stabilitätsprüfung des distalen Radioulnargelenks erfolgen.

Hierzu eignet sich der Ballottement-Test (Abb. 3.2) (Spies et al. 2016, 2015; Seo et al. 2009; Garcia-Elias 2012). Wird eine Instabilität des DRUG festgestellt, muss der Griffelfortsatz refixiert werden (Abb. 4.3).

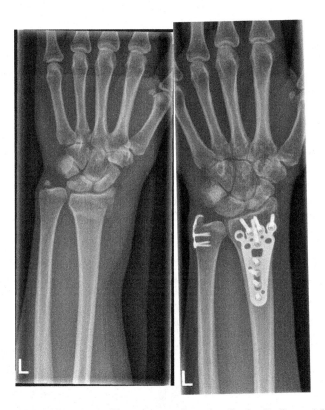

Abb. 4.3 winkelstabile palmare Plattenosteosynthese des distalen Radius und Refixation des Ellengriffels mit einer Hakenplatte. (Mit freundlicher Genehmigung von PD Dr. Christian K. Spies)

Eine Ruhigstellung in einer Oberarmgipsschiene in Neutralstellung für 2 bis 3 Wochen ist postoperativ zu empfehlen.

Ligamentäre Abrisse

Oberflächliche Fasern (Atzei 1)
Abrisse der oberflächlichen Verankerungsfasern an der Basis des Ellengriffels können außer Schmerzen eine Instabilität verursachen, die aber meistens geringer ausgeprägt ist als die durch Abreißen der tiefen (Atzei 3) bzw. beider Verankerungsfasern (Atzei 2) verursachte Instabilität. Hier genügt oftmals die arthroskopische Fixation der Fasern an die Kapsel (Garcia-Elias 2012).

Tiefe Fasern (Atzei 3)
Die anatomische Refixation der tiefen Fasern der radioulnaren Bänder sollte erfolgen. Diese kann arthroskopisch assistiert oder in offener Technik vorgenommen werden. Bei der arthroskopischen Technik wird entsprechend über das Standardportal 3/4 visualisiert. Eine mediolaterale Inzision über der distalen Elle zwischen den Extensor und Flexor carpi ulnaris Sehnen ermöglicht die Platzierung der Bohrkanäle mit Ausleitung in der Ellenkopfgrube (Tünnerhoff und Langer 2014).

Die Matratzennaht zur Refixation der Verankerungsfasern wird über getrennte Knochentunnel transossär ulnar ausgeleitet (Abb. 4.4).

Die Refixation der tiefen Fasern der distalen, radioulnaren Bänder kann ebenso offen erfolgen, entweder transossär oder unter Verwendung einer Ankernaht. Für beide Verfahren bietet sich der Garcia-Elias Zugang an (Garcia-Elias et al. 2003).

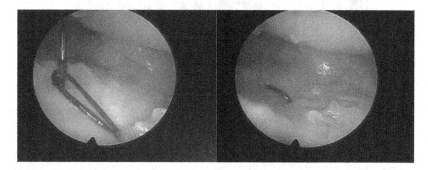

Abb. 4.4 Arthroskopisch gestützte transossäre Refixation der distalen, radioulnaren Ligamente in die Fovea ulnaris. (Aus Spies et al. 2015)

Für die beschriebenen Refixationen ist es essentiell, dass der Unterarm vor dem Knüpfen der Naht senkrecht aufgerichtet wird und eine Reposition der Elle erfolgt. Das Knoten der Naht erfolgt in Neutralstellung des Unterarms. Kontraindikationen sind die Arthrose im distalen Radioulnargelenk und eine statische Ulna-plus Varianz (Kim et al. 2013). Postoperativ wird eine Oberarmgipsschiene in Neutralstellung angelegt. Die Ruhigstellung erfolgt für 4 Wochen. Danach wird eine Unterarmschiene (Bowers-Schiene) angepasst, die Pronation und Supination auf jeweils 45° begrenzt (Pillukat und van Schoonhoven 2009). Diese Schiene sollte ebenfalls für 4 Wochen getragen werden. Eine Freigabe der Belastung sollte frühestens nach 3 Monaten erfolgen.

Abriss der tiefen und oberflächlichen Fasern (Atzei 2)
Bei dieser Verletzung sind sowohl die tiefen als auch die oberflächlichen Fasern der distalen, radioulnaren Bänder abgerissen. Diese Bandstrukturen sollten anatomisch, transossär refixiert werden (Spies et al. 2014, 2016). In diesem Fall erfolgt das offene Vorgehen über den oben genannten Zugang, da nur mit dieser Technik die sichere Differenzierung der Verankerungsfasern erfolgen kann (Garcia-Elias et al. 2003; Spies et al. 2014, 2016). Im ersten Abschnitt werden die tiefen Fasern, wie bereits beschrieben, refixiert. Dann werden die oberflächlichen Fasern durch eine separate Matratzennaht gefasst. Das eine Fadenende wird transossär über einen dritten Bohrkanal ausgeleitet. Dieser Bohrkanal wird an der Basis des Ellengriffelfortsatzes platziert. Das Ausleiten des anderen Fadenendes erfolgt durch die Weichteile direkt palmar am Griffelfortsatz. Durch die transossäre, anatomische Refixation beider Verankerungsschenkel soll eine möglichst physiologische Situation wiederhergestellt werden (Hagert 1994; Xu und Tang 2009; Kithara et al. 1995). Zu empfehlen ist diese Technik vor allem für junge ambitionierte Sportler und Athleten.

Kontraindikationen und Nachbehandlung entsprechen den oben genannten für die Refixationstechniken der tiefen Fasern.

Posttraumatische Instabilität des distalen Radioulnargelenks mit irreparablem triangulärem fibrokartilaginärem Komplex
Ist der trianguläre fibrokartilaginäre Komplex nicht mehr reparabel, wird zwischen einer ausschließlich dorsalen und einer multidirektionalen Instabilität unterschieden. Liegt lediglich eine unidirektional nach dorsal gerichtete Instabilität vor, hat sich die Doppelung der dorsalen Gelenkkapsel zur Restabilisierung des distalen Radioulnargelenks bewährt (Ahrens et al. 2014; Unglaub et al. 2013). Die Methode zeichnet sich durch die einfache Durchführbarkeit aus und kann mit anderen Verfahren kombiniert werden.

Auch bei dieser Technik ist es äußerst wichtig, dass der Unterarm aufgerichtet und die Elle reponiert wird, bevor die Kapseldoppelung fertig gestellt wird. Das Knüpfen erfolgt in 30° Supination des Unterarms. Kontraindikationen sind: Arthrose im distalen Radioulnargelenk, Ulna Impaktation und Insuffizienz der dorsalen Kapsel.

Die Nachbehandlung sieht eine Ruhigstellung in einer Oberarmgipsschiene in 30°-Supination des Unterarms für 4 Wochen vor. Danach folgt die endgradige Limitierung der Umwendbewegungen durch eine Bowers-Schiene für weitere 4 Wochen.

Ist der trianguläre fibrokartilaginäre Komplex irreparabel und liegt eine multidirektionale Instabilität des distalen Radioulnargelenks vor, gilt es, die radioulnaren Zügelbänder zu rekonstruieren. Hierzu hat sich die Technik nach Adams bewährt (Adams und Berger 2002; Spies et al. 2020). Die Sehne des M. palmaris longus wird durch einen dorsopalmaren Bohrkanal an der distalen, ulnaren Ecke des Radius gezogen, dann werden der palmare sowie der dorsale Sehnenstreifen gemeinsam durch einen Bohrkanal geführt, der von der Ellenkopfgrube nach proximoulnar verläuft. Die Sehnenenden können im Bohrkanal in der Elle mit einer Interferenzschraube fixiert oder – wie von Adams beschrieben – um den Ellenhals geschlungen und mit sich selbst verknotet werden. Beides muss in Neutralstellung des Unterarms erfolgen, um eine adäquate Vorspannung zu gewährleisten. Die Kontraindikationen entsprechen den oben genannten für die refixierbaren, ligamentären Abrisse. Die Nachbehandlung sieht eine Ruhigstellung in einer Oberarmgipsschiene in Unterarmneutralstellung für 6 Wochen vor. Danach erfolgt die endgradige Limitierung der Umwendbewegungen durch eine Bowers-Schiene für weitere 4 Wochen. Die Freigabe der Belastung wird erst nach 6 Monaten empfohlen.

Nakamura et al. (2014) unterscheiden beim irreparablen triangulären fibrokartilaginären Komplex, ob dieser vollständig zerrüttet oder noch ein Rest vorhanden ist, der sich jedoch nicht mehr an seinem Ansatz in der Ellenkopfgrube refixieren lässt. Im letzteren Fall wird eine Restabilisation unter Verwendung der Hälfte der Sehne des M. extensor carpi ulnaris vorgenommen. Ist allerdings der TFCC komplett zerrüttet, empfehlen die Autoren die erwähnte, Operation nach Adams.

Durch diese Refixations- bzw. Rekonstruktionsmaßnahmen und die entsprechenden Ruhigstellungsintervalle erübrigen sich in der Regel weitere temporäre operative Retentionen.

4.2 Ulna Impaktation Syndrom

Das Ulna Impaktation Syndrom definiert eine Überlastung des ulnokarpalen Kompartiments. In-vitro Studien konnten einen Anstieg der Lastübertragung auf 42 % bei einer Ulna-plus Varianz von 2,5 mm nachweisen (Palmer und Werner 1984). Eine dynamische Ulna-plus Varianz bis zu 2 mm kann beim Kraftgriff insbesondere in Pronation beobachtet werden. Davon muss die Impaktation des Processus styloideus ulnae unterschieden werden, welche ausschließlich den Griffelfortsatz betrifft.

4.2.1 konservative Therapie

Zunächst kann eine konservative Therapie mit schmerzadaptierter Belastung, ggf. Analgetika, und ergotherapeutischer Betreuung versucht werden. In einigen Fällen tritt die Schmerzsymptomatik nach ungewohnter Belastung auf, die dann unter Vermeidung der Ursache wieder sistiert. Erst nach Ausschöpfen der konservativen Maßnahmen sollte eine operative Therapie erwogen werden.

4.2.2 operative Therapie

Glättung des triangulären fibrokartilaginären Komplex
Als erste operative Maßnahme hat sich unabhängig von der Ausprägung der Ulna-plus Varianz die arthroskopische Glättung des Discus ulnocarpalis bewährt (Möldner et al. 2015). Über die Standardportale können Einrisse, eingeschlagene Gewebebrücken und Vernarbungen reseziert und debridiert werden. In der überwiegenden Mehrzahl der Fälle führt dieses Vorgehen zu einer Regredienz der Symptome oder vielmehr zur Beschwerdefreiheit. Erst bei einer Schmerzpersistenz von über 5 Monaten sollten invasivere Therapieoptionen in Erwägung gezogen werden. Bei einer Ulna-plus Varianz ab 1,8 mm können bereits nach drei Monaten bei Schmerzpersistenz nach arthroskopischem Debridement weiterführende Maßnahmen empfohlen werden (Möldner et al. 2015).

Ellenkopf Trimmung
Generell gilt für kürzende Verfahren, dass 2 mm Kürzung in der Regel zu empfehlen ist, um eine ausreichende Entlastung und damit Schmerzreduktion zu erreichen. Mit zunehmender Kürzung können die positiven Effekte der Entlastung durch zunehmende Zugbeanspruchung aufgehoben werden (Isa et al. 2019). Es besteht sogar

ein erhöhtes Risiko zur Entwicklung einer Arthrose bei Ellenkürzungen ab 4,5 mm (Cha et al. 2017). Als Kontraindikationen gelten eine Arthrose im distalen Radioulnargelenk, eine in Fehlstellung verheilte Radiusfraktur mit Inkongruenz im distalen Radioulnargelenk und die Inkongruenz zwischen Incisura ulnaris und Ellenkopf. Die Trimmung des Ellenkopfes („Wafer" Prozedur), kann sowohl offen als auch arthroskopisch durchgeführt werden (Griska und Feldon 2015). Heutzutage hat sich die arthroskopische Technik durchgesetzt. Durch die Standardportale kann mit der Fräse unter visueller Kontrolle der Ellenkopf durch den perforierten Discus ulnocarpalis gekürzt werden. Dies setzt allerdings einen bereits perforierten Diskus voraus. Eine Resektion eines noch intakten Diskus lediglich zur Dekompression des ulnoarpalen Kompartiments ist nicht zu empfehlen und würde eine unnötige Gewebetraumatisierung verursachen. Zwei bis vier Millimeter können mit diesem Verfahren vom Ellenkopf abgetragen werden. Das Risiko der Strecksehnenläsion durch die Fräse ist gegeben, da die komplette Visualisierung des Kompartiments erschwert ist. Auch sollte genau darauf geachtet werden, den Ellenkopf in seiner gesamten artikulierenden Zirkumferenz zu trimmen. Nach einer kurzen Ruhigstellung über mehrere Tage kann eine schmerzadaptierte Belastung erfolgen.

Metaphysäre Verkürzung

Die metaphysäre Verkürzung als „closed wedge" Osteotomie ist vor allem für die Tolat 3 Konfiguration der Incisura ulnaris eine Option, da eine diaphysäre Verkürzung bei dieser Konfiguration zu erhöhten punktuellen Belastungen der Gelenkpartner führen kann (Tolat et al. 1996; Khouri und Hammert 2014). Zudem ist das Heilungspotenzial im metaphysären Bereich der Elle wesentlich besser als diaphysär. Über einen dorsalen Zugang nach Garcia-Elias (Garcia-Elias et al. 2003) wird das fünfte Strecksehnenfach eröffnet und ein ulnar basierter Kapsel-Retinakulum-Lappen gebildet. Dadurch wird das distale Radioulnargelenk dargestellt. Mit der oszillierenden Säge unter Schonung der ulnaren Kortikalis wird eine Osteotomie direkt proximal der Incisura ulnaris angelegt. Durch den Sägeblattverschnitt kann ein radial basierter Keil gesägt werden. Die Verkürzung kann durch eine Doppelgewindeschraube, die retrograd über den Ellenkopf mit proximaler kortikaler Verankerung platziert wird, suffizient gesichert werden (Abb. 4.5). Postoperativ sollte eine Oberarmgipsschiene oder „sugar tongue" Schiene für 2 Wochen angelegt werden. Danach sollte eine „Bowers" Schiene für 4 weitere Wochen die Unterarmrotation limitieren bis die Osteotomie vollständig konsolidiert ist.

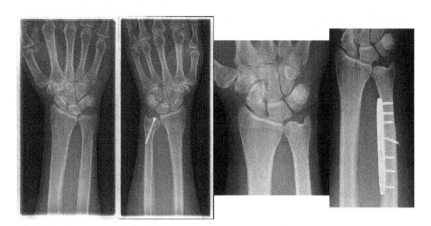

Abb. 4.5 links metaphysäre Verkürzung der Elle durch eine „closed wedge" Osteotomie mit Retention durch eine Doppelgewindeschraube; rechts diaphysäre Verkürzung mit einer winkelstabilen Plattenosteosynthese. (Mit freundlicher Genehmigung von PD Dr. Christian K. Spies)

Diaphysäre Verkürzung

Die diaphysäre Verkürzung wird über einen ulnaren Zugang bewerkstelligt (Katz et al. 2010). Diese Technik sollte nicht bei einer Tolat 3 Konfiguation der Incisura ulnaris angewandt werden, da das Risiko einer punktuellen Druckbelastung im Gelenk besteht (Tolat et al. 1996). Nach Hautinzision erfolgt die direkte Präparation der Elle unter Mobilisation des Flexor carpi ulnaris Muskels, um die palmare Facette der Elle im distalen Drittel freizulegen. Die Platte sollte palmar angelegt werden. Moderne Plattensysteme können mit einer Sägeschablone kombiniert werden, um zuverlässig die Verkürzung durchführen zu können (Abb. 4.5). Es sollte strikt darauf geachtet werden, eine Hitzenekrose an der Osteotomie zu vermeiden, um keine Pseudarthrose zu induzieren. Das Heilungspotenzial im diaphysären Bereich der Elle ist im Vergleich zur Speiche und zum metaphysären Bereich merklich reduziert. Die winkelstabilen Platten erlauben in der Regel eine frühfunktionelle Beübung ohne Last. Die Entfernung der Platte kann nach Konsolidierung und nach Remodeling, d. h. frühestens nach 18 Monaten, empfohlen werden.

Impaktation des Processus styloideus ulnae

In diesen Fällen reicht eine Resektion der Spitze des Griffelfortsatzes aus, um eine ausreichende Dekompression zu erreichen. Dies kann über einen ulnaren Zugang unter Schonung des Ramus dorsalis des Nervus ulnaris bewerkstelligt werden. Es muss weiterhin strikt darauf geachtet werden, die Insertion der distalen, radioulnaren Ligamente zu schonen. Ein zu proximales Absetzen des Griffelfortsatzes würde die Ligamente gefährden.

4.3   Ulna Impingement Syndrom

Das primäre Ulna Impingement Syndrom ist wesentlich seltener als das sekundäre. Dieses entsteht in der Regel nach einer Hemi-Resektion-Interposition-Arthoplastik des Ellenkopfs oder einer posttraumatischen Fehlstellung des distalen Radioulnargelenks (Krimmer 2015, 2012; Ozer 2015; Sotereanos et al. 2014).

Das symptomatische Ulna Impingement ist oft durch eine Ulna-minus Varianz ohne knöcherne Fehlstellung und durch freie Unterarmrotation charakterisiert (Krimmer 2015, 2012).

Diese Befundkonstellation ist schwierig zu behandeln.

Die Membrana interossea in Kombination mit dem triangulären fibrokartilaginären Komplex als wichtigsten Stabilisator des distalen Radioulnargelenks garantiert eine freie und reibungslose Unterarmrotation (Moritomo et al. 2009; Kleinman 2007; Hagert 1994; Haugstvedt et al. 2006; Xu und Tang 2009; Schuind et al. 1991).

Während der trianguläre fibrokartilaginäre Komplex sowohl zentrische als auch exzentrische Insertionen aufweist, besteht die Membrana interossea aus unterschiedlich orientierten Fasern, um die Stabilität während der Unterarmrotation zu gewährleisten (Moritomo et al. 2009; Moritomo 2015; Spies et al. 2015; Hagert und Hagert 2010; Spies et al. 2018; Noda et al. 2009; Kitamura et al. 2011). Insbesondere der distale Anteil der Membrana interossea trägt zur Stabilität im distalen Radioulnargelenk bei (Watanabe et al. 2005). Ein spezifisches, schräges Faserbündel kann in 40 % der Fälle identifiziert werden und wird als „distal oblique bundle" definiert (Noda et al. 2009; Kitamura et al. 2011).

Diese spezifische Struktur entspringt von der distalen Elle und inseriert am proximalen, dorsalen Rand der Incisura ulnaris (Moritomo 2015; Noda et al. 2009; Kitamura et al. 2011). Dieses Bündel stabilisiert isometrisch, da es in der Rotationsachse verläuft (Moritomo et al. 2009).

4.3.1 Therapie

Aufgrund der anatomischen und biomechanischen Gegebenheiten ist das Ulna Impingement Syndrom morphologisch nachvollziehbar (Krimmer 2015, 2012; Arimitsu et al. 2011). Um die Schmerzursache zu beseitigen ist die Reduktion der Bandspannung des distalen schrägen Ligaments der Membrana interossea notwendig. Dies erfordert die Translation des Radiusschaftes proximal der Incisura ulnaris nach ulnar und eine Reduktion der radialen Inklination, um eine suffiziente Artikulation im distalen Radioulnargelenk zu erhalten. Indikationen sind das primäre Ulna Impingement aufgrund eines angespannten distalen schrägen Bandes mit passiv freier Unterarmrotation und Ulna-minus Varianz, Provokation der Schmerzsymptomatik durch eine Kompression der Gelenkpartner im distalen Radioulnargelenk, iatrogenes Ulna Impingement durch eine zu ausgeprägte Ellenverkürzung und frustrane konservative Therapie. Kontraindikationen sind eine ausgeprägte Arthrose oder Instabilität im distalen Radioulnargelenk und eine posttraumatische Fehlstellung.

Die Dekompression des distalen Radioulnargelenks wird durch eine ulnare Translation des Radiusschafts proximal der Incisura ulnaris ermöglicht. Durch eine „closed wedge" Osteotomie erfolgt die Spannungsverminderung des distalen schrägen Bandes und des triangulären, fibrokartilaginären Komplex (Abb. 4.6).

Über einen modifizierten Henry Zugang wird die distale, palmare Facette des Radius dargestellt. Die Flexor carpi radialis Sehne wird nach ulnar mobilisiert. Unter Schonung der Arteria radialis wird die Unterarmfaszie inzidiert und der Pronator quadratus freigelegt. Die Muskelbäuche des Flexor pollicis longus und der Fingerflexoren werden mobilisiert und der Pronator quadratus radial inzidiert. Dann wird die palmare Facette des Radius durch Abschieben des Muskels freigelegt. Nun erfolgt die Planung der Osteotomie, indem ein erster K-Draht unter Durchleuchtung in den Radius proximal des Ellenkopfs platziert wird. Ein zweiter Draht wird proximal der Incisura ulnaris gesetzt, sodass eine „closed wedge" Osteotomie mit radialer Basis angelegt werden kann. Mit der oszillierenden Säge unter kontinuierlicher Spülung erfolgt die Osteotomie während die Haken die Strecksehnen schützen. Bei einem Ulna Impingement stellt sich der Radius in der Regel automatisch ein, sodass das distale schräge Band entspannt wird. Die ulnare Kante an der Osteotomie sollte geglättet werden. Dann wird die winkelstabile Platte zunächst am Radiusschaft proximal fixiert. Es erfolgt nun das präzise Einstellen der distalen Radiuskonsole mit temporärer Fixation mit K-Drähten durch die Platte. Es wird nun sowohl die Stabilität des distalen Radioulnargelenks mit dem Ballottement Test als auch die Unterarmrotation geprüft, bevor die

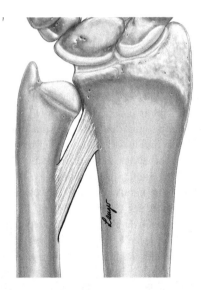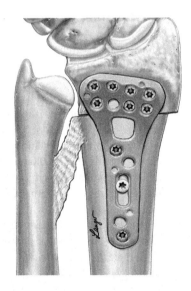

Abb. 4.6 links Darstellung des distalen, schrägen Bands der Membrana interossea, rechts „closed wedge" Osteotomie mit Translation des Radiusschafts nach ulnar proximal des distalen Radioulnargelenks zur Entspannung des distalen, schrägen Bands. (Aus Krimmer et al. 2016)

Osteosynthese komplettiert wird. In der Regel reicht eine ulnare Translation des proximalen Radiusschafts von 3–5 mm aus. Danach wird der Pronator quadratus wieder an der radialen Kante refixiert. Zu beachten sind bei diesem Verfahren einerseits die Arteria radialis und andererseits der Nervus medianus. Auch die Strecksehnen sind während der Osteotomie gefährdet. Bei unzureichender Kühlung kann die Hitzeentwicklung eine Nekrose induzieren, die zur Pseudarthrose führt. Die präzise Korrektur ist essentiell und muss genau mit dem Ballottement Test und durch die freie Unterarmrotation überprüft werden.

4.4   DRUG Arthrose

Die Ätiologie der Arthrose kann idiopathisch, aber auch posttraumatisch, inflammatorisch oder durch eine Instabilität im Gelenk bedingt sein. Diese Pathologie sollte eindeutig von einem Ulna Impaktation Syndrom unterschieden werden.

Die Patienten beklagen vor allem Schmerzen bei Unterarmrotation. Schwellungen über dem Gelenk und eine Abnahme der Griffkraft werden ebenfalls häufig beobachtet.

4.4.1 konservative Therapie

Zunächst sollte ein konservativer Therapieversuch empfohlen werden. Es haben sich die medikamentöse Therapie mit nicht steriodalen Antirheumatika in Verbindung mit Ergotherapie bewährt. Auch stabilisierende Orthesen mit Begrenzung der Rotation können hilfreich sein. Sollte nach Ausschöpfen der konservativen Therapie eine Schmerzpersistenz und vor allem eine relevante Funktionslimitierung bestehen, wäre ein operatives Verfahren zu erwägen.

4.4.2 operative Therapie

Prinzipiell wird zwischen beweglichkeitserhaltenden und nicht beweglichkeitserhaltenden Verfahren unterschieden, wobei der sogenannte „one bone forearm" nur in Einzelfällen Anwendung findet.

Bewährt und weitverbreitet sind die Hemiresektion-Interposition-Arthroplastik nach Bowers und die Sauvé-Kapandji Technik. Auch die Ulnakopf Prothese kann in ausgewählten Fällen eine Lösung darstellen.

Die Hemiresektion-Interposition-Arthroplastik des distalen Radioulnargelenks nach Bowers ist eine häufig genutzte operative Technik zur Behandlung symptomatischer, arthrotischer Veränderungen in diesem funktionell bedeutenden Gelenk (Bowers 1985). Diese Technik setzt allerdings einen intakten und stabilen Kapsel-Band-Apparat voraus. Über einen dorsalen Zugang durch das fünfte Strecksehnenfach wird ein ulnarbasierter Kapsel-Retinakulum-Lappen vom Septum zum vierten Strecksehnenfach unter Schonung des triangulären fibrokartilaginären Komplex gebildet. Dann wird der Ellenkopf dargestellt und prismaförmig mit Meißel bzw. oszillierender Säge konturiert (Abb. 4.7).

Der Processus styloideus ulnae mit der Verankerung des triangulären fibrokartilaginären Komplex wird geschont. Dann erfolgt die Fixierung des Kapsel-Retinakulum-Lappens an die palmare Gelenkkapsel und an das Septum 4/5 und die Extensor digiti minimi Sehne wird subkutan verlagert. Die Ruhigstellung erfolgt in einer Oberarmgipsschiene in 30° Unterarmsupination für vier Wochen,

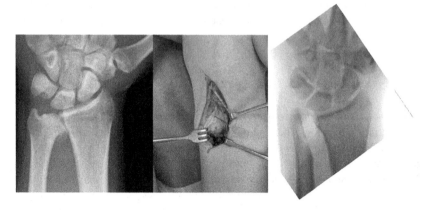

Abb. 4.7 links ausgeprägte Arthrose im distalen Radioulnargelenk, mitte intraoperative Darstellung der Arthrose, Kanüle identifiziert die Ellengriffelspitze, rechts Hemiresektion des Ellenkopfs. (Mit freundlicher Genehmigung von PD Dr. Christian K. Spies)

darauf folgend eine Unterarmorthese nach Bowers zur Limitierung der Rotation auf 45/0/45° für weitere vier Wochen. Eine Freigabe der Belastung für die operierte Extremität kann dann nach drei Monaten erfolgen (Spies et al. 2022).

Die Sauvé-Kapandji Technik wird vornehmlich eingesetzt, wenn eine ulnokarpale Abstützung der Handwurzel notwendig ist (Sanders et al. 1991). Diese Situation kann bei einer ulnaren Translokation der Handwurzel aufgrund von Elongationen bzw. Insuffizienzen der extrinsischen Handwurzelbänder auftreten. Proximal des distalen Radioulnargelenks wird 10 mm Knochen aus der Elle reseziert, während der Ellenkopf und die Incisura ulnaris entknorpelt und arthrodesiert werden. Dadurch wird ein stabiles ulnokarpales Kompartiment mit Auflösung des distalen Radioulnargelenks bei erhaltener Unterarmrotation generiert. Um heterotope Ossifikationen zu verhindern, sollte das Periost über der Osteotomie verschlossen werden und ein Teil des Pronator quadratus in die Defektzone eingeschlagen werden. Es erfolgt nach einer mehrtägigen Ruhigstellung in einer Unterarmgipsschiene die schmerzadaptierte Aufbelastung. Eine Freigabe der Funktion wird erst nach Konsolidierung der Arthrodese empfohlen.

4.5   Läsion des Ligamentum lunotriquetrum

Läsionen des Ligamentum lunotriquetrum treten oftmals im Rahmen degenerativ veränderter Discus ulnocarpalis Perforationen auf. Die Patienten beklagen Symptome die im Rahmen der Pathologien des triangulären fibrocartilaginären Komplex auftreten. In diesem Zusammenhang ist eine explizite Therapie dieser degenerativer Bandläsionen in der Regel nicht notwendig. Ferner können diese Bandläsionen im Rahmen der perilunären Luxationen/Luxationsfrakturen (sog. „greater arc lesions") auftreten. Somit verursachen diese Pathologien nicht nur ulnokarpale Beschwerden und werden an dieser Stelle nicht weiter ausgeführt. Singuläre Bandrupturen kommen relativ selten vor und führen in Kombination mit einer Ruptur des Ligamentum radiotriquetrum dorsale in der Regel zu einer dissoziativen karpalen Instabilität. Verursacht werden diese Verletzungen oftmals durch einen Sturz mit vornehmlicher Krafteinwirkung auf den Hypothenar, respektive das Erbsenbein. Dieses wirkt dann wie ein Brecheisen auf das lunotriquetrale Gelenk. Es werden oftmals ulnokarpale Schmerzen, Instabilität und ein „schnappendes" Handgelenk in der sog. „dart throwing motion" beklagt. Durch die Kontinuitätsunterbrechung in der proximalen Handwurzelreihe kann der Bewegungsimpuls nicht mehr reibungslos von Mond- auf Dreieckbein übertragen werden. Allerdings können diese Bandverletzungen auch mit peripheren Einrissen im triangulären fibrokartilaginären Komplex und Avulsionen des Ligamentum ulnotriquetrum vergesellschaftet sein. In diesem Zusammenhang wird der verursachende Kraftvektor durch eine radiale Inklination in Kombination mit einer Pronation des Handgelenks generiert. Der Ballottement Test für das lunotriquetrale Gelenk und das „triquetral shift manoeuvre of Sennwald" zur Detektion dieser Verletzungen haben sich bewährt (Spies et al. 2016). In der nativ-radiologischen Bildgebung zeigt sich in der seitlichen Projektion die PISI(palmar intercalated segmental instability)-Stellung: die pathologische palmare Kippung des Mondbeins (physiologischer radiolunarer Winkel <+15° / >−15°) bei physiologischen, scapholunären Winkel.

In der dorsopalmaren Projektion zeigt sich das pathognomonische „Möwen" Zeichen, welches durch die distalen Konturen von Mond- und Dreieckbein gebildet wird (Abb. 4.8).

4.5.1   konservative Therapie

Singuläre lunotriquetrale Bandrupturen mit intakten extrinsischen Stabilisatoren führen nicht zu einer karpalen Instabilität und können mit einem Oberarmgips

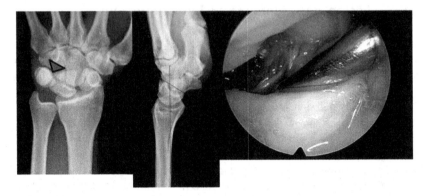

Abb. 4.8 links nativ-radiologische Bildgebung zeigt eine statische PISI-Konfiguration des Mondbeins mit dem pathognomonischen „Möwen" Zeichen (Δ), mitte pathologischer RL-Winkel mit palmarer Kippung des Mondbeins, rechts Tasthaken im lunotriquetralen Gelenk als Korrelat der Komplettruptur des Ligamentum lunotriquetrum, visualisiert vom MCR-Portal. (Mit freundlicher Genehmigung von PD Dr. Christian K. Spies)

behandelt werden. Dieser kann allerdings nicht bis zur definitiven Bandheilung aufgrund einer möglichen Induzierung einer Ellenbogensteife verbleiben, sodass maximal 4 Wochen zu empfehlen sind, um die Schmerzsymptomatik primär zu vermindern.

4.5.2 operative Therapie

Deswegen wird zunehmend bei akuten Bandrupturen die temporäre Transfixation des lunotriquetralen Gelenks vor allem bei jungen, aktiven Patienten bevorzugt. Es erfolgt dann eine verkürzte Ruhigstellung für 3 Wochen im Oberarmgips. Eine propriozeptive Beübung vor allem des Extensor carpi ulnaris sollte postoperativ zur Stabilisierung erfolgen (Garcia-Elias 2017).

Wenn retrahierte Bandstümpfe und eine dynamische, karpale Instabilität vorliegt, dann wäre eine Bandrekonstruktion mit der partiellen, distal gestielten Extensor carpi ulnaris Sehne zu empfehlen. Diese wird von ulnar durch transossäre Bohrkanäle durch das Dreieck- und Mondbein gezogen und zusätzlich erfolgt die Stabilisierung mit transfixierenden Drähte durch das Gelenk (Shin et al. 2001). Bei einer statischen Fehlstellung sind keine beweglichkeitserhaltende Verfahren mehr sinnvoll und Teilarthrodesen der radiolunaren und lunotriquetralen Gelenke wären notwendig (Garcia-Elias 2017).

4.6 ECU-Sehnen Entzündung/Instabilität

Die Entzündung der Extensor carpi ulnaris Sehne ist die zweit häufigste Tendinopathie am Handgelenk nach der Tendovaginitis de Quervain am ersten Strecksehnenfach. Der Boden des sechsten Strecksehnenfachs ist Bestandteil des triangulären fibrokartilaginären Komplex und der Sehnenverlauf variiert mit der Unterarmrotation. In Pronation verläuft die Sehne geradlinig und in endgradiger Supination wirkt der Processus styloideus ulnae als Hypomochlion mit einer Zugrichtung von 30°. Da der Boden des sechsten Strecksehnenfachs ein Stabilisator des distalen Radioulnargelenks ist, können die Symptome eine Läsion dieses Komplex vortäuschen. Auch können zusätzliche Parästhesien im Versorgungsgebiet des Ramus dorsalis des Nervus ulnaris die Diagnose erschweren. Die Schmerzen können in der Regel in Handgelenkextension und Ulnaduktion gegen Widerstand entlang der Sehne provoziert werden. Es ist für die weitere Behandlung wichtig eine Überlastung der Sehne von einer akuten Instabilität zu differenzieren. Die Palpation der Sehne während der Patient mit extendiertem Handgelenk aus der endgradigen Pronation in die Supination rotiert demaskiert in der Regel die Subluxation der Sehne. Auch die Ulnaduktion mit Handgelenkflexion aus der Extension in endgradiger Supination kann eine Subluxation häufig provozieren. Die weiterführende Diagnostik mit Sonografie und kernspintomografischer Bildgebung sollte sowohl in Pronation als auch in Supination durchgeführt werden. Oftmals kann eine Sehnenspaltung oder intramurale Degeneration der Sehnensubstanz identifiziert werden. Eine diagnostische Infiltration mit Lokalanästhetikum in das sechste Strecksehnenfach kann diese Pathologie von intraartikulären Läsionen zuverlässig unterscheiden.

4.6.1 konservative Therapie

Die Überlastung der Sehne ist eine Domäne der konservativen Therapie. Kryotherapie, Ruhigstellung in Handgelenkextension und nicht steroidale Antirheumatika sind effektive Maßnahmen in Kombination mit der Vermeidung der auslösenden Handlung. Die konservative Therapie kann mit Kortison Infiltrationen in das sechste Strecksehnenfach eskaliert werden. Es muss allerdings sicher gestellt werden, dass eine intratendinöse Applikation vermieden wird.

4.6.2 operative Therapie

Sollte die konservative Therapie nicht zu einer merklichen Regredienz der Symptome führen, dann ist der stenosierende Aspekt der Sehnenreizung im Vordergrund und es kann das Septum zwischen dem fünften und sechsten Strecksehnenfach inzidiert werden, um eine Dekompression zu ermöglichen (Hajj AA und Wood MB 1986). Damit bleibt das sechste Strecksehnen intakt und eine Instabilität bzw. Subluxation der Sehne nach ulnar kann verhindert werden.

Liegt eine Instabilität der Sehne vor, dann sollte entweder das sechste Strecksehnenfach genäht oder rekonstruiert werden. In diesen Fällen ist darauf zu achten, dass das knöcherne Sehnenbett intakt und frei von Osteophyten ist. Sollte dieses zu flach angelegt sein, dann kann es ausgefräst werden, um eine stabilere Führung der Sehne zu gewährleisten (Abb. 4.9). Neben der Synovialektomie der Sehne sollte das Retinakulum des sechsten Strecksehnenfachs nicht zu eng genäht werden, um eine Stenose zu vermeiden. Wenn das Retinakulum aufgrund degenerativer Prozesse nicht mehr zu nähen ist, dann kann eine Rekonstruktion mit einer Retinakulum Schlinge zur Fesselung der Extensor carpi ulnaris Sehne in der Technik nach MacLennan durchgeführt werden (MacLennan et al. 2008).

4.7   Läsion des Ligamentum radiotriquetrum dorsale

Das Ligamentum radiotriquetrum dorsale bildet einen Schenkel des dorsalen V-Bandes und ist damit ein wichtiger Stabilisator der Handwurzel. Das Band gehört zu den extrinsischen Strukturen, da es an der Radiusgelenklippe entspringt und an der dorsalen Facette des Dreieckbeins inseriert. Das dorsale V-Band

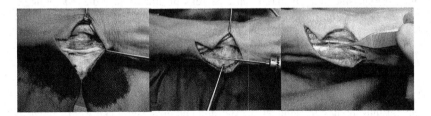

Abb. 4.9 links Zugang nach Garcia-Elias über dem sechsten Strecksehnenfach mit Darstellen der Extensor carpi ulnaris Sehne, mitte Ausfräsen des knöchernen Bodens des sechsten Strecksehnenfachs, rechts ulnar gestielter Retinakulum-Lappen zur Zentrierung der Extensor carpi ulnaris Sehne. (Mit freundlicher Genehmigung von PD Dr. Christian K. Spies)

agiert in Kombination mit den kräftigeren palmaren V-Bändern und sorgt für eine physiologische Gelenkführung. Verletzungen dieses Bandes werden häufig übersehen und die Verletzung wird folglich bagatellisiert. Sowohl Stürze auf das ausgestreckte Handgelenk mit Anschlagen des Dreieckbeins an die dorsalen Radiusgelenklippe als auch Stürze auf das gebeugte Handgelenk können eine knöcherne Avulsion des Ligamentum radiotriquetrum dorsale verursachen. Im ersten Fall wirkt die Radiusgelenklippe wie ein Meißel, der tangential auf die dorsale Kortikalis des Dreieckbeins einwirkt. Im zweiten Fall wird das Ligament unvermittelt einer massiven Zugbelastung ausgesetzt und dies führt dann zu einem knöchernen Ausriss des Ligaments (Abb. 4.10).

In der Regel sind diese Verletzungen nicht in der nativ-radiologischen Bildgebung eindeutig zu identifizieren, sodass eine Schnittbildgebung oftmals notwendig wird, um das Verletzungsmuster präzise zu erfassen.

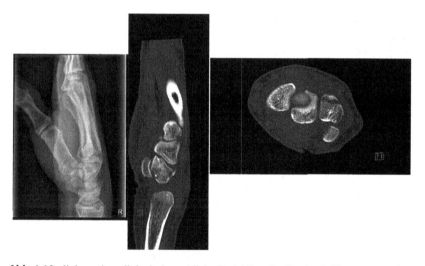

Abb. 4.10 links nativ-radiologische, seitliche Projektion der Hand mit Absprengung einer Knochenschuppe auf Höhe der proximalen Handwurzelreihe, mitte computertomografische, sagittale Bildgebung mit knöcherner Avulsion des Ligamentum radiotriquetrum dorsale, rechts transversale Darstellung der knöchernen Avulsion. (Mit freundlicher Genehmigung von PD Dr. Christian K. Spies)

4.7.1   Therapie

Diese Verletzungsmuster werden vorwiegend konservativ behandelt. Eine Ruhigstellung des Handgelenks für 6 Wochen in 30° Handgelenkextension ist ausreichend, um eine suffiziente Heilung ohne Funktionsdefizite zu erreichen. Die
operative Therapie ist nur in Ausnahmefällen und vor allem bei Kombinationsver-
letzungen indiziert. In diesen Fällen hängt es von der Größe der Knochenschuppe
ab, ob eine Verschraubung oder Exzision und Ankerfixation des Bandes notwendig erscheint. Auch dann ist eine Ruhigstellung des Handgelenks postoperativ
zu empfehlen. Danach ist die spielerische Aufbelastung in Eigenregie über die
nächsten Wochen anzuraten.

4.8   Madelung Deformität

Die Madelung Deformität, benannt nach dem deutschen Chirurgen Otto Wilhelm
Madelung, ist eine relativ häufige, angeborene Fehlbildung am Handgelenk, charakterisiert einerseits durch die verstärkte palmare Inklination des distalen Radius
mit Deviation nach ulnar und andererseits durch eine Handwurzel Deformität
(Abb. 4.11).

   Die Ursache der Madelung Deformität ist unklar. Schlussendlich führt eine
osteochondrale Entwicklungsstörung am ulnopalmaren Drittel der Wachstums-
fuge des distalen Radius in Verbindung mit dem Vickers Band zu einer
verstärkten palmaren Inklination des distalen Radius durch Hemmung der palmaren Epiphysenanteile (Vickers und Nielsen 1992). Das sogenannte Vickers
Band, beschrieben 1992 von David Vickers, entspringt am palmoulnaren, metaphysären Radius und zieht in die palmare Handwurzelkapsel. Somit fungiert
das Band als mechanische Barriere, welches das Wachstum der distalen, palmaren Radiusepiphyse limitieren kann. Das Band kann auch intraossär im Radius
auftreten.

   Für gewöhnlich wird die Madelung Deformität erst während des Wachstums-
schubs in der Adoleszenz klinisch apparent. Meist imponiert eine prominente
Elle, häufig mit deutlichen Bewegungseinschränkungen des Handgelenks. Die
Deformität tritt meist beidseits auf.

   Im Röntgenbild erkennt man in der dorsopalmaren Projektion die typische
„Chevron"-förmige Handgelenkfehlbildung, sowie die Verkürzung der Speiche
palmoulnar. Weiterhin ist die ulnare Epiphysenfuge des Radius häufig vorzei-
tig verschlossen, zudem besteht eine deutliche Erweiterung des Gelenkspaltes im

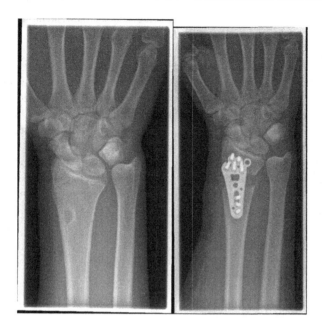

Abb. 4.11 links Madelung Deformität mit ausgeprägter Ulna-plus Varianz, rechts mehrdimensionale Korrekturosteotomie des distalen Radius. (Mit freundlicher Genehmigung von PD Dr. Christian K. Spies)

distalen Radioulnargelenk. Ein kleiner metaphysärer Sporn am Radius weist röntgenologisch in der Regel auf das Vickers Band hin, das dann weiter distal in die Handgelenkkapsel einstrahlt. In der seitlichen Aufnahme ist die Handwurzel nach palmar versetzt und imponiert klinisch als Bajonett Stellung.

4.8.1 Therapie

Die operative Therapie der Madelung Deformität gliedert sich in 3 Bereiche: Während des Wachstums sollte frühzeitig die Durchtrennung des Vickers Bands erfolgen, um eine weitere Wachstumshemmung des Radius und Fehlstellung im distalen Radioulnargelenk zu verhindern. Im frühen ausgewachsenen Stadium (um das 20. Lebensjahr) empfiehlt sich die Korrekturosteotomie der Speiche durch Anheben der palmoulnaren Gelenkfläche (Abb. 4.11) oder eine Dome-Osteotomie des distalen Radius.

Bei sehr ausgeprägten Deformitäten sollte der paarige Unterarm als Einheit betrachtet werden und ggf. zusätzlich eine Korrektur im Radiusschaftbereich erfolgen. Ab dem 30. Lebensjahr ist häufig eine zurückhaltende Therapiestrategie zu empfehlen. Diesbezüglich können Korrekturen am distalen Radioulnargelenk durch Hemiresektion-Interposition-Arthroplastiken (z. B. nach Bowers) (Abb. 4.7) oder durch die Technik nach Sauvé-Kapandji erfolgen. Teilweise sind Korrekturen am Radius noch möglich, ggf. auch Handgelenkarthrodesen. Einige Patienten profitieren auch von einer Freilegung der Strecksehnen im distalen Radius- und Handgelenkbereich. Diese sind, insbesondere bei stark ausgeprägter Madelung Deformität, in der „Rinne" zwischen Radius und prominentem Ulnakopf häufig komprimiert und neigen demzufolge zu chronischen Entzündungen mit Schmerzsymptomatik.

Was Sie aus diesem *essential* mitnehmen können

- eine Übersicht über den anatomischen Aufbau und die biomechanischen Aspekte des ulnokarpalen Kompartiments am Handgelenk
- eine Auflistung über bewährte klinische Untersuchungsmethoden und die weiterführende Bildgebung
- eine Übersicht über die häufigsten Differentialdiagnosen des ulnokarpalen Schmerz im Bereich des ulnokarpalen Kompartiments am Handgelenk mit den entsprechenden Therapien

Literatur

Adams BD, Berger RA (2002) An anatomic reconstruction of the distal radioulnar ligaments for posttraumatic distal radioulnar joint instability. J Hand Surg Am 27(2):243–251

Ahrens C, Unglaub F, Bruckner T, Hahn P, Müller LP, Wegmann K, Spies CK (2014) Midterm functional outcome after dorsal capsular imbrication for posttraumatic instability of the distal radioulnar joint. Arch Orthop Trauma Surg 134(11):1633–1639

Arimitsu S, Moritomo H, Kitamura T, Berglund LJ, Zhao KD, An KN, Rizzo M (2011) The stabilizing effect of the distal interosseous membrane on the distal radioulnar joint in an ulnar shortening procedure: a biomechanical study. J Bone Joint Surg Am 93(21):2022–2030

Atzei A (2009) New trends in arthroscopic management of type 1B TFCC injuries with DRUJ instability. J Hand Surg Eur 34(5):582–591

Bassemir D, Unglaub F, Hahn F, Müller LP, Bruckner T, Spies CK (2015) Sonographical parameters of the finger pulley system in healthy adults. Arch Orthop Trauma Surg 135(11):1615–1622

Berger RA, Dobyns JH (1996) Physical examination and provocative maneuvers of the wrist. In: Gilula LA,Yin Y (Hrsg) Imaging of the wrist and hand. Elsevier, Oxford

Bowers WH (1985) Distal radioulnar joint arthroplasty: the hemiresection-interposition technique. J Hand Surg 10(2):169–178

Buckup K, Buckup J (2012) Klinische Tests an Knochen, Gelenken und Muskeln: Untersuchungen – Zeichen – Phänomene, 5. Aufl. Thieme, Stuttgart

Cha SM, Choi BS, Shin HD (2017) Radiological degenerative changes in the distal radioulnar joint after ulnar shortening osteotomy in patients with idiopathic ulnar impaction syndrome: analysis of factors affecting degenerative lesions. J Orthop Sci 22(6):1042–1048

Ekenstam FA, Hagert CG (1985) Anatomical studies on the geometry and stability of the distal radioulnar joint. Scand J Plast Reconstr Surg 19(1):17–25

Flechtenmacher J, Sabo D (2014) Praktische Röntendiagnostik Orthopädie und Unfallchirurgie: Indikation, Einstelltechnik, Strahlenschutz, 1. Aufl. Thieme, Stuttgart

Garcia-Elias M (2012) Clinical examination of the ulnar-sided painful wrist. In: del Pinal F, Mathoulin C (Hrsg) Arthroscopic management of ulnar pain. Springer, Heidelberg, New York

© Der/die Herausgeber bzw. der/die Autor(en), exklusiv lizenziert an Springer-Verlag GmbH, DE, ein Teil von Springer Nature 2023
C. K. Spies, *Der ulnokarpale Schmerz*, essentials,
https://doi.org/10.1007/978-3-662-67487-1

Garcia-Elias M (2017) Wrist instabilities, misalignements, and dislocations. In: Wolfe SW, Hotchkiss RN, Pederson WC, Kozin SH, Cohen MS (Hrsg) Operative Hand Surgery. 7ed. Elsevier, Philadelphia

Garcia-Elias M, Smith DE, Llusá M (2003) Surgical approach to the triangular fibrocartilage complex. Tech Hand Up Extrem Surg 7(4):134–140

Gofton WT, Gordon KD, Dunning CE, Johnson JA, King GJW (2004) Soft-tissue stabilizers of the distal radioulnar joint: an in vitro kinematic study. J Hand Surg Am 29(3):423–431

Griska A, Feldon P (2015) Wafer resection of the distal ulna. J Hand Surg Am 40(11):2283–2288

Hagert CG (1994) Distal radius fracture and the distal radioulnar joint – anatomical considerations. Handchir Mikrochir Plast Chir 26(1):22–26

Hagert E, Hagert CG (2010) Understanding stability of the distal radioulnar joint through an understanding of its anatomy. Hand Clin 26(4):459–466

Hajj AA, Wood MB (1986) Stenosing tenosynovitis of the extensor carpi ulnaris. J Hand Surg Am 11(4):519–520

Haugstvedt J, Berger RA, Berglund LJ, Neale PG, Sabick MB (2002) An analysis of the constraint properties of the distal radioulnar ligament attachments to the ulna. J Hand Surg Am 27(1):61–67

Haugstvedt JR, Berger RA, Nakamura T, Neale P, Berglund L, An KN (2006) Relative contributions of the ulnar attachments of the triangular fibrocartilage complex to the dynamic stability of the distal radioulnar joint. J Hand Surg Am 31(3):445–451

Isa AD, McGregor ME, Padmore CE, Langohr DG, Johnson JA, King GJW, Suh N (2019) An in vitro study to determine the effect of ulnar shortening on distal forearm loading during wrist and forearm motion: implications in the treatment of ulnocarpal impaction. J Hand Surg Am 44(8):669–679

Katz DI, Seiler JG, Bond TC (2010) The treatment of ulnar impaction syndrome: a systematic review of the literature. J Surg Orthop Adv 19(4):218–222

Khouri JS, Hammert WC (2014) Distal metaphyseal ulnar shortening osteotomy: technique, pearls, and outcomes. J Wrist Surg 3(3):175–180

Kihara H, Short WH, Werner FW, Fortino MD, Palmer AK (1995) The stabilizing mechanism of the distal radioulnar joint during pronation and supination. J Hand Surg Am 20(6):930–936

Kim B, Yoon H, Nho J, Park KH, Park S, Yoon J, Song HS (2013) Arthroscopically assisted reconstruction of triangular fibrocartilage complex foveal avulsion in the ulnar variance positive patient. Arthroscopy 29(11):1762–1768

Kim JP, Park MJ (2008) Assessment of distal radioulnar joint instability after distal radius fracture: comparison of computed tomography and clinical examination results. J Hand Surg Am 33(9):1486–1492

Kirchberger MC, Unglaub F, Müller LP, Oppermann J, Hahn P, Spies CK (2015a) Klinische Testverfahren zur Überprüfung der Stabilität im distalen Radioulnargelenk. Obere Extremität 10(4):202–207

Kirchberger MC, Unglaub F, Mühldorfer-Fodor M, Pillukat T, Hahn P, Müller LP, Spies CK (2015b) Update TFCC: histology and pathology, classification, examination and diagnostics. Arch Orthop Trauma Surg 135(3):427–437

Kitamura T, Moritomo H, Arimitsu S, Berglund LJ, Zhao KD, An KN, Rizzo M (2011) The biomechanical effect of the distal interosseous membrane on distal radioulnar joint stability: a preliminary anatomic study. J Hand Surg Am 36(10):1626–1630

Kleinman WB (2007) Stability of the distal radioulna joint: biomechanics, pathophysiology, physical diagnosis, and restoration of function. What we have learned in 25 years. J Hand Surg Am 32(7):1086–1106

Kleinman WB (2015) Physical examination of the wrist: useful provocative maneuvers. J Hand Surg Am 40(7):1486–1500

Krimmer H (2012) Corrective osteotomy for treatment of the painful DRUJ in severe ulna minus. IWI workshop held at the annual meeting of the American Society for Surgery of the Hand. Chicago

Krimmer H (2015) Die Dekompressionsosteotomie des distalen Radioulnargelenks: Indikationen und operative Technik. Jahreskongress der Deutschen Gesellschaft für Handchirurgie. Ludwigsburg

Krimmer H, Unglaub F, Langer MF, Spies CK (2016) The distal radial decompression osteotomy for ulnar impingement syndrome. Arch Orthop Trauma Surg 136(1):143–148

Lo IK, MacDermid JC, Bennett JD, Bogoch E, King GJ (2001) The radioulnar ratio: a new method of quantifying distal radioulnar joint subluxation. J Hand Surg Am 26(2):236–243

MacLennan AJ, Nemecheck NM, Waitayawinyu T, Trumble TE (2008) Diagnosis and anatomic reconstruction of extensor carpi ulnaris subluxation. J Hand Surg Am 33(1):59–64

Mikic ZD (1978) Age changes in the triangular fibrocartilage of the wrist joint. J Anat 126(2):367–384

Mino DE, Palmer AK, Levinsohn EM (1985) Radiography and computerized tomography in the diagnosis of incongruity of the distal radioulnar joint. A prospective study. J Bone Joint Surg Am 67(2):247–252

Mino DE, Palmer AK, Levinsohn EM (1983) The role of radiography and computerized tomography in the diagnosis of subluxation and dislocation of the distal radioulnar joint. J Hand Surg Am 8(1):23–31

Möldner M, Unglaub F, Hahn P, Müller LP, Bruckner T, Spies CK (2015) Functionality after arthroscopic debridement of central triangular fibrocartilage tears with central perforations. J Hand Surg Am 40(2):252–258

Moritomo H (2015) The Function of the distal interosseous membrane and its relevance to the stability of the distal radioulnar joint: an anatomical and biomechanical review. Handchir Mikrochir Plast Chir 47(5):277–280

Moritomo H, Noda K, Goto A, Murase T, Yoshikawa H, Sugamoto K (2009) Interosseous membrane of the forearm: length change of ligaments during forearm rotation. J Hand Surg Am 34(4):685–691

Moriya T, Aoki M, Iba K, Ozasa Y, Wada T, Yamashita T (2009) Effect of triangular ligament tears on distal radioulnar joint instability and evaluation of three clinical tests: a biomechanical study. J Hand Surg Eur 34(2):219–223

Nakamura R, Horii E, Imaeda T, Nakao E (1996) Criteria for diagnosing distal radioulnar joint subluxation by computed tomography. Skeletal Radiol 25(7):649–653

Nakamura T, Matsumura N, Iwamoto T, Sato K, Toyama Y (2014) Arthroscopy of the distal radioulnar joint. Handchir Mikrochir Plast Chir 46(5):295–299

Noda K, Goto A, Murase T, Sugamoto K, Yoshikawa H, Moritomo H (2009) Interosseous membrane of the forearm: an anatomical study of ligament attachment locations. J Hand Surg Am 34(3):415–422

Ozer K (2015) Management of complications of distal radioulnar joint. Hand Clin 31(2):235–242

Palmer AK (1989) Triangular fibrocartilage complex lesions: a classification. J Hand Surg Am 14(4):594–606

Palmer AK, Werner FW (1981) The triangular fibrocartilage complex of the wrist – anatomy and function. J Hand Surg Am 6(2):153–162

Palmer AK, Werner FW (1984) Biomechanics of the distal radioulnar joint. Clin Orthop Relat Res 187:26–35

Pillukat T, van Schoonhoven J (2009) Die Hemiresektion-Interpositions-Arthroplastik des distalen Radioulnargelenks nach Bowers. Oper Orthop Traumatol 21(4–5):484–497

Pirela-Cruz MA, Goll SR, Klug M, Windler D (1991) Stress computed tomography analysis of the distal radioulnar joint: a diagnostic tool for determining translational motion. J Hand Surg Am 16(1):75–82

Rhee PC, Sauvé PS, Lindau T, Shin AY (2014) Examination of the wrist: ulnar-sided wrist pain due to ligamentous injury. J Hand Surg Am 39(9):1859–1862

Sanders RA, Frederick HA, Hontas RB (1991) The Sauvé-Kapandji procedure: a salvage operation for the distal radioulnar joint. J Hand Surg Am 16(6):1125–1129

Schmitt R, Grunz JP, Langer M (2023) Triangular fibrocartilage complex injuries – limitations of the current classification systems and the proposed new „CUP" classification. J Hand Surg Eur 48(1):60–66

Schuind F, An KN, Berglund L, Rey R, Cooney WP, Linscheid RL, Chao EYS (1991) The distal radioulnar ligaments: a biomechanical study. J Hand Surg Am 16(6):1106–1114

Seo KN, Park MJ, Kang HJ (2009) Anatomic reconstruction of the distal radioulnar ligament for posttraumatic distal radioulnar joint instability. Clin Orthop Surg 1(3):138–145

Shaaban H, Giakas G, Bolton M, Williams R, Scheker LR, Lees VC (2004) The distal radioulnar joint as a load-bearing mechanism – a biomechanical study. J Hand Surg Am 29(1):85–95

Shaaban H, Giakas G, Bolton M, Wiliams R, Wicks P, Scheker LR, Lees VC (2007) Contact area inside the distal radioulnar joint: effect of axial loading and position of the forearm. Clin Biomech 22(3):313–318

Shin AY, Weinstein LP, Berger RA, Bishop AT (2001) Treatment of isolated injuries of the lunotriquetral ligament. A comparison of arthrodesis, ligament reconstruction and ligament repair. J Bone Joint Surg Br 83(7):1023–1028

Sotereanos DG, Papatheodorou LK, Williams BG (2014) Tendon allograft interposition for failed distal ulnar resection: 2- to 14-year follow-up. J Hand Surg Am 39(3):443–448

Spies CK, Müller LP, Oppermann J, Hahn P, Unglaub F (2014a) Die Instabilität des distalen Radioulnargelenks – Zur Wertigkeit klinischer und röntgenologischer Testverfahren – eine Literaturübersicht. Handchir Mikrochir Plast Chir 46(3):137–150

Spies CK, Müller LP, Unglaub F, Hahn P, Klum M, Oppermann J (2014b) Anatomical transosseous fixation of the deep and superficial fibers of the radioulnar ligaments. Arch Orthop Trauma Surg 134(12):1783–1788

Spies CK, Prommersberger KJ, Langer M, Müller LP, Hahn P, Unglaub F (2015) Instabilität des distalen Radioulnargelenks – Möglichkeiten der Behandlung ulnarer Läsionen des triangulären fibrokartilaginären Komplexes. Unfallchirurgie 118(8):701–717

Spies CK, Langer MF, Unglaub F, Mühldorfer-Fodor M, Müller LP, Ahrens C, Schlindwein SF (2016a) Carpus und distales Radioulnargelenk – Klinische und röntgenologische Untersuchung. Unfallchirurgie 119(8):673–689

Spies CK, Niehoff A, Unglaub F, Müller LP, Langer MF, Neiss WF, Oppermann J (2016b) Biomechanical comparison of transosseous re-fixation of the deep fibres of the distal radioulnar ligaments versus deep and superficial fibres: a cadaver study. Int Orthop 40(2):315–321

Spies CK, Langer M, Müller LP, Oppermann J, Löw S, Unglaub F (2018) Anatomie und Biomechanik des distalen Radioulnargelenks. Orthopädie 47(8):621–627

Spies CK, Langer MF, Müller LP, Unglaub F (2020) Rekonstruktion der tiefen Anteile der distalen radioulnaren Bandstrukturen mit einem Sehnentransplantat – Operation nach Adams. Oper Orthop Traumatol 32(3):262–270

Spies CK, Unglaub F, Bruckner T, Müller L, Eysel P, Rau J (2022a) Diagnostik accuracy of wrist MRI in comparison to wrist arthroscopy regarding TFCC lesions in clinical practice. Arch Ortho Trauma Surg 142(5):879–885

Spies CK, Unglaub F, Bruckner T, Müller LP, Eysel P, Seker M (2022b) Mittel- bis langfristige, funktionelle Ergebnisse nach Hemiresektion-Interpositions-Arthroplastik (nach Bowers) des distalen Radioulnargelenks. Orthopädie 51(7):556–563

Stuart PR, Berger RA, Linscheid RL, An KN (2000) The dorsopalmar stability of the distal radioulnar joint. J Hand Surg Am 25(4):689–699

Tolat AR, Stanley JK, Trail IA (1996) A cadaveric study of the anatomy and stability of the distal radioulnar joint in the coronal and transverse planes. J Hand Surg Eur 21(5):587–594

Tünnerhoff H, Langer M (2014) Arthroskopische Refixation des TFCC bei ulnarer Ruptur. Handchir Mikrochir Plast Chir 46(5):286–294

Unglaub F, Manz S, Bruckner T, Leclère FM, Hahn P, Wolf MB (2013) Die dorsale Kapseldoppelung zur Therapie der dorsalen Instabilität des distalen Radioulnargelenks. Oper Orthop Traumatol 25(6):609–614

Unglaub F, Müller LP, Oppermann J, Hahn P, Spies CK (2014) Push-off needle test for traumatic triangular fibrocartilage complex lesions. J Hand Surg Am 39(7):1448–1449

Vickers D, Nielsen G (1992) Madelung deformity: surgical prophylaxis (physiolysis) during the late growth period by resection of the dyschondrosteosis lesion. J Hand Surg Br 17(4):401–407

Watanabe H, Berger RA, Berglund LJ, Zobitz ME, An KN (2005) Contribution of the interosseous membrane to distal radioulnar joint constraint. J Hand Surg Am 30(6):1164–1171

Wechsler RJ, Wehbe MA, Rifkin MD, Edeiken J, Branch HM (1987) Computed tomography diagnosis of distal radioulnar subluxation. Skeletal Radiol 16(1):1–5

Xu J, Tang JB (2009) In vivo changes in lengths of the ligaments stabilizing the distal radioulnar joint. J Hand Surg Am 34(1):40–45

Young D, Papp S, Giachino A (2010) Physical examination of the wrist. Hand Clin 26(1):21–36

Printed in the United States
by Baker & Taylor Publisher Services